U0345835

The Polyvagal Theory in Therapy

Engaging the Rhythm of Regulation

Deborah A. Dana

多层迷走神经

理论概述
与实践应用

指南

［美］德博拉·A.达娜　著

张雨薇　译

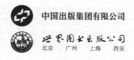

中国出版集团有限公司

世界图书出版公司
北京　广州　上海　西安

图书在版编目（CIP）数据

多层迷走神经指南：理论概述与实践应用 /（美）德博拉·A. 达娜（Deborah,A. Dana）著；张雨薇译 . —北京：世界图书出版有限公司北京分公司，2024.7
ISBN 978-7-5232-1173-1

I. ①多… II. ①德… ②张… III. ①精神疗法 – 指南 IV . ① R749.055-62

中国国家版本馆 CIP 数据核字（2024）第 057889 号

书　　名	多层迷走神经指南：理论概述与实践应用 DUOCENG MIZOU SHENJING ZHINAN
著　　者	［美］德博拉·A. 达娜
译　　者	张雨薇
责任编辑	李晓庆
特约编辑	赵昕培
特约策划	巴别塔文化

出版发行	世界图书出版有限公司北京分公司
地　　址	北京市东城区朝内大街 137 号
邮　　编	100010
电　　话	010-64038355（发行）　64033507（总编室）
网　　址	http://www.wpcbj.com.cn
邮　　箱	wpcbjst@vip.163.com
销　　售	各地新华书店
印　　刷	天津画中画印刷有限公司
开　　本	880mm×1230mm　1/32
印　　张	10
字　　数	194 千字
版　　次	2024 年 7 月第 1 版
印　　次	2024 年 7 月第 1 次印刷
版权登记	01-2023-5560
国际书号	ISBN 978-7-5232-1173-1
定　　价	79.00 元

如有质量或印装问题，请拨打售后服务电话 010-82838515

献给斯蒂芬，感谢你邀请我加入这趟伟大的冒险；

献给我的多层迷走神经家庭，你们提醒我，我并不孤独；

献给鲍勃，你每天都让我的内心充满喜悦。

目录

CONTENTS

第
一
部
分

亲近

神经系统 _____ 001

第四部分 **塑造**
神经系统

序

　　自 1994 年提出多层迷走神经理论（Polyvagal Theory）以来，我一直走在拓展其临床应用的路上。多层迷走神经的概念和架构已从实验室限制下进入了临床应用领域，治疗师们采用创新的干预方法来增强和优化个体体验。起初，该理论所具有的解释力给治疗师提供了一种语言来帮助来访者重构对创伤事件的反应。基于该理论，来访者可以理解自己反应的适应性功能。在富有洞察力和慈悲心的治疗师将该理论的原理传达给来访者后，这些创伤幸存者就得以重构自己的体验和个人叙事的内容，将其转向英雄的而非受害者的方向。多层迷走神经理论最早在实验室科学中建立基础，后来进入应用研究领域，用以解释精神疾病的神经生物机制，如今又通过德博拉·A. 达娜（Deborah A. Dana）及其他治疗师的洞察和理解形成临床治疗方案。

　　该理论从实验室走向临床研究的过程在 1994 年 10 月 8 日

开始于美国的亚特兰大（Atlanta）。在当年的心理生理学协会上，经由我的主席报告，多层迷走神经理论第一次向科学界揭开面纱。几个月后这一理论在协会的期刊《心理生理学》（*Psychophysiology*）上发表（Porges, 1995），提出它的那篇文章被命名为《防御性社会中的导向：哺乳动物对演化遗产的修正——多层迷走神经理论》（"Orienting in a Defensive World: Mammalian Modifications of Our Evolutionary Heritage. A Polyvagal Theory"）。这个标题隐含了该理论的几个特点，它强调哺乳动物在不利的环境中演化，而在这一环境下生存取决于它们以安全和信任的状态，也就是支持合作行为和健康的状态来下调防御状态的能力。

1994年时我完全没有预料到临床医生会欣然接受多层迷走神经理论，也没有预期这一理论会在了解与创伤相关的体验中发挥重要作用。作为一个科学家而非临床医生，我的兴趣聚焦于了解自主神经系统影响心理、行为及生理过程的机制。我对临床实践的兴趣仅限于妇产科和新生儿科，聚焦于监测分娩以及生命初期的健康风险。与学术型研究者的需求和获得奖赏的途径一致，我的兴趣落在机制上。那时，在对该理论之应用最积极的设想中，我认为我的工作成果或许可以演变为评估自主神经功能的新方法。在20世纪90年代早期，情绪、社会行为、社会互动对健康的重要作用，以及自主神经系统的调节尚未引起我的兴趣，我仅认为自己的研究可以带来干预的方法。

在多层迷走神经理论发表之后，我开始好奇几类精神疾病患者的特征，并注意到有可靠的研究结果显示，在面对挑战时，这些个体会表现出心脏迷走神经张力（cardiac vagal tone）受抑制［即呼吸性窦性心律不齐（respiratory sinus arrhythmia, RSA）以及其他心率变异］，以及心脏的非典型迷走神经调节（atypical vagal regulation）。同时我注意到，很多精神疾病的症状似乎可以被解释为社会参与系统（Social Engagement System）受抑制或者功能失调的结果，其主要特征为听觉过敏反应、听觉加工困难、面部表情贫乏、注视不良以及语言缺少韵律。求知欲驱使我主持了延伸的课题来研究临床群体（例如孤独症、选择性缄默症、艾滋病、创伤后应激障碍、脆性 X 染色体综合征、边缘型人格障碍患者，遭受过虐待的女性，口吃的孩子，以及早产儿）。在这些研究中，多层迷走神经理论被用来解释结果，并证实了很多精神疾病都表现出腹侧迷走神经复合体的功能失调，包括心脏迷走神经张力降低以及关联的面部和头部横纹肌功能受抑制，进而导致患者面部表情贫乏、语言缺少韵律。

2011 年，我将针对临床群体的研究集中在《多层迷走神经理论：情绪、依恋、沟通和自我调节的神经生理基础》（*The Polyvagal Theory: Neurophysiological Foundations of Emotions, Attachment, Communication, and Self-Regulation*）这本书中，通过

W. W. 诺顿（W. W. Norton）出版社出版。这本书让临床医生接触到多层迷走神经理论，让该理论不再局限于大学和研究机构的电子图书馆。这本书也引起了临床医生，尤其是精神创伤治疗师的极强兴趣。我当时没有预料到，这一理论的主要作用会是给那些经历过创伤的个体所描述的体验提供神经生理学方面的解释。该理论认为，在经历过生命威胁之后，受创伤个体的神经反应被转换到偏向防御的状态，并且失去了恢复到安全状态的能力。

这也使得我收到了更多的邀请，让我在临床方向的会议上发言，以及给临床医生开设关于多层迷走神经理论的工作坊。在过去几年里，多个临床领域对多层迷走神经理论有了更深的认识，临床医生群体对这一理论的接纳让我发现了自己在知识上的局限。尽管我可以和他们交流，并用该理论所描述的架构来解构他们给出的临床案例，但我不是他们，在将理论与临床诊断、治疗和结果相关联方面，我的能力有限。

在此期间我遇到了德博拉。她是一名很有天分的治疗师，对创伤有敏锐的洞察力，并且希望将多层迷走神经理论整合到临床治疗中。对德博拉而言，多层迷走神经理论提供了一种身体的语言，与她对来访者的感受和直觉般的联结相对应。该理论提供了一种将她和来访者的体验标签化的规则，并且提供了有据可查的神经机制。从功能上来说，这一理论为她提供了一个视角，帮她审视自己如何支持来访者并对来访者做出反应。在该理论框架下，来访者的叙事从记录转变为在追求生存的内隐生理本能下进行对安全的务实探索。在将多层迷走神经理论融入临床模型中时，德博拉开始研发一套培训其他治疗师的方法，对应的产物就是这本书。在这本书中，德博拉出色地将基于神经生理学的理论转变成临床实践，多层迷走神经理论也因此更具活力。

斯蒂芬·W. 波格斯

参考文献

Porges, S. W. (1995). Orienting in a defensive world: Mammalian modifications of our evolutionary heritage. A Polyvagal Theory. *Psychophysiology, 32*(4), 301-318.

Porges, S. W. (2011). *The Polyvagal Theory: Neurophysiological Foundations of Emotions, Attachment, Communication, and Self-Regulation.* New York, NY: Norton.

前　言

　　我在传授多层迷走神经理论时会告知同事和来访者，他们正在学习的是关于"安全"的科学，即感到足够安全，从而能够爱上生活、去承担生活风险的科学。多层迷走神经理论为来访者如何以及为什么会经历动员状态、断联状态和参与状态的持续循环提供了生理学和心理学的解释。基于该理论的视角，我们看到了自主神经系统在塑造来访者的安全体验以及影响他们保持联结的能力方面发挥的作用。

　　自主神经系统通过告诉我们自己是什么样的，而不是自己是什么或者自己是谁，来对日常生活中遇到的困难和挑战做出反应。自主神经系统通过改变我们的生理状态来管控风险，并建立联结的模式。对很多人来说，这些改变是很细微的。即使在状态发生大的变化时，他们的自主神经系统也有足够的韧性，能够帮助他们恢复到调节状态。创伤会干扰建立支持安全联结的自主神经环路的过程，并且会影响调节能力和心理韧性的发展。有创伤史的来访者通常会体验到更强烈、极端的自主神经反应，这会影响他们的调节能力和在关系中感到安全的能力。多层迷走神经理论帮助治疗师了解到，来访者的行为是自主神经主导的为生存服务的行为，即一种自主发生的、根植于过往经验的适应性反应。

创伤会使保护模式替代联结模式，进而影响我们与他人互动的能力。如果这一问题得不到解决，这些早期的适应性生存反应会演变成习惯性的自主神经反应模式。当来访者对生存的渴望同与他人建立联结的需求相互竞争时，基于多层迷走神经理论的治疗可以支持他们，使其改变自主神经系统的反应模式。

这本书旨在帮助我们将多层迷走神经理论引入临床治疗实践。通过展示为自主神经反应绘制地图以及塑造自主神经系统以使其感到安全的方法，本书提供了一种综合的干预手段。通过此书，你将了解多层迷走神经理论，并可以使用工作表和经验训练将这些知识应用到临床实践的各个环节中。

第一部分，"亲近神经系统"：这一部分介绍联结的科学，并使读者初步熟悉多层迷走神经理论的语言。该部分的各章节通过呈现多层迷走神经理论的基本原理构建了坚实的知识基础，并为开展本书后续章节涉及的临床应用相关工作设立了平台。

第二部分，"绘制神经系统映射地图"：这一部分聚焦于学习识别反应模式。该部分的各章节中的工作表将使读者建立识别来访个体在自主神经层级中所处位置的能力。

第三部分，"引导神经系统"：这一部分以我们在识别自主神经状态方面新获得的专业知识为基础，并引入后续步骤——学习追踪反应模式、识别触发因素、确认调节资源，同时提供了一系列"注意"（attend）训练来支持协调行动模式、断联模式以及参与模式的新方式。

第四部分，"塑造神经系统"：探索用被动通路和主动通路调节自主神经系统的方式，并对自主神经系统进行重塑，使其反应灵活性增强。该部分的各章节介绍了即时干预和训练的方法，来引入腹侧迷走神经系统的调节能力。这些方法将使神经系统发生转变，令其从联结中寻求安全。

基于本书中的观点你将发现，在治疗中使用多层迷走神经理论可以提升针对创伤幸存者的临床工作的效率。在这个过程中，不仅你的治疗实践会发生变化，你看待世界以及在其中生活的方式也会发生变化。基于我个人的体验，以及我向治疗师和来访者传授多层迷走神经理论的经验，学习这一理论后，你会有明显的改变。一旦你了解了自主神经系统在塑造生活的过程中扮演的角色，你就无法拒绝从这个视角看待世界。

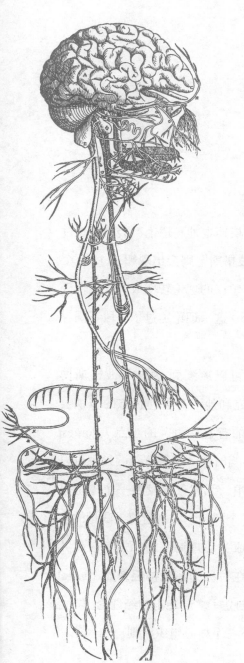

第一部分

亲近神经系统

在所有教育中,最伟大的事情是让我们的神经系统成为盟友而不是敌人。

——威廉·詹姆斯
(William James)

在谷歌（Google）搜索"多层迷走神经理论"会出现超过50万个结果，搜索"斯蒂芬·波格斯"则会出现超过15万个结果。从一个相对不知名的、有争议的理论转变成一个在今天被心理治疗领域广泛接受的理论，这一理论走过了一段不同寻常的旅程。

多层迷走神经理论的源头可以追溯到1969年波格斯博士在心率变异性方面的早期研究和他"对生理状态的审视会成为心理治疗师在临床互动中的有益指引"的观点（Porges，2011a）。正如波格斯博士所言，当时他"期待有新的发现可以把这些技术应用到临床群体当中，无意仅仅发展一个理论"。多层迷走神经理论诞生于这样一个问题：波格斯博士测量的多层迷走神经及其张力如何同时成为心理韧性的标志和新生儿的风险因素。通过解决这个现在被称为**迷走神经悖论**（vagal paradox）的谜题，波格斯博士创立了多层迷走神经理论。

多层迷走神经理论包含以下三个核心组织原则。

层级（hierarchy）：自主神经系统对身体感觉以及外部信号的反应是通过三条通路实现的，这些通路以一种特定的顺序运作，并以可预测的方式对问题做出反应。按照演化的先后顺序，这三种通路以及对应反应模式的排序为：（1）背侧迷走神经（dorsal vagus），对应非动员（immobilization）；（2）交感神经系统（sympathetic nervous system），对应动员（mobilization）；（3）腹侧迷走神经（ventral vagus），对应社会参与（social engagement）和联结（connection）。

神经觉（neuroception）：神经觉是波格斯博士创造的术语，用来描述在面对来自身体内部、外部世界以及与他人之间联结的安全信号、危险信号和生命威胁信号时，自主神经系统的反应方式。不同于知觉，神经觉是一种"无意识的探测"（detection without awareness），是远在有意识思维领域之下发生的皮层下体验。

共同调节（co-regulation）：多层迷走神经理论将共同调节视为一种生物需求（biological imperative），是为了维持生命而必须被满足的需求。自主神经状态的互惠调节（reciprocal regulation）会让我们感到安全，进而建立联结并产生具有信任感的人际关系。

我们可以将自主神经系统视为建立生活体验的基础。这种生物学上的资源（Kok et al., 2013）是所有生活体验共有的神经平台。我们在世界上行走的方式，比如转向、后退，有时与他人建立联结、其他时候独处，这一切都受到自主神经系统的引导。能够使我们进行共同调节的人际关系也支撑着我们提升心理韧性。在充斥着不调谐体验的人际关系中，我们会成为生存大师。在每一段关系中，我们的自主神经系统都在"了解"世界，并受到调整，进而让我们形成联结的习惯或者保护的习惯。

但值得庆幸的一点是，虽然早期经验会塑造神经系统，但是后续的经历也可以发挥重新塑造神经系统的作用。正如人的大脑会因体验和环境变化持续地发生改变一样，我们的自主神经系统也会因此发生改变，并且我们可以有意识地对其施加影响。在个体的自主神经系统寻求联系和共同调节的过程中，共鸣和不调谐事件在个体的体验中会被当作联结时刻或者保护时刻。不同个体的自主神经系统之间传递的安全信号和危险信号会引发调节或提高反应性。在对伴侣进行的工作中，我们很容易观察到，当分歧逐渐升级并且二人的自主神经系统之间传递着危险信号时，分歧和危险信号就会诱发二人各自的保护需求，进而使反应性提高。与之相反，来访者与治疗师之间关系的调谐可以传递安全的信号，二人的神经系统会相互发出建立联结的邀请。

人们亟欲了解行为的原因。我们往往认为个体做出行为是因为他有这样的动机和意图，并发出指责。社会根据创伤幸存者面对危机时做出的行为来评价他们。如果受害者没有斗争或者尝试逃跑，而是选择屈服，人们常常会谴责他们。我们通过评价一个人的行为来形成关于他是谁的信念。创伤幸存者经常会想"这是我的错"，并且他们的内在有一个严厉的批评者在模仿社会的反应。我们在日常生活中会与家人、朋友、同事互动，甚至会和陌生人有偶然的接触。我们会通过他人与自己建立联系的方式来评价他们。

多层迷走神经理论提供了一个神经生理学的框架，帮助治疗师思考人们以某种方式做出行为的原因。通过多层迷走神经的视角，我们了解到行为是自发产生的并且是具有适应性的，是由自主神经系统在意识范畴之外产生的。这并不是人脑做出的认知决策，而是自主神经系统在保护模式下的能量流动。有了这样一个新的认识，我们才能对他人产生同情。

自主神经系统的一个工作原则是"每一种反应都是为生存服务的"。无论某个行为从外界看来多么不合时宜，从自主神经系统的视角看，它都是一种适应性的生存反应。自主神经系统不评价好与坏，它的行动只是为了应对危险以及寻求安全。帮助来访者意识到自主神经系统的保护性意图是减轻创伤幸存者的羞耻和自责的开端。当来访者从多层迷走神经理论的视角看待问题时，他们会对自主神经系统正在感受的安全信号和危险信号感到好奇，同时开始理解自己的反应是勇敢的生存反应，可以被温柔以待。

经历过创伤训练的治疗师接收到的指导是，有效治疗的基础在于理解"知觉比现实更重要"，引发创伤后果的是个人对一段经历的知觉，而不是实际发生的事件。多层迷走神经理论认为，在人的大脑理解一件事情之前，自主神经系统就已经完成了对环境的评估，并且启动了适应性的生存反应。神经觉先于知觉出现，故事跟随状态产生。在多层迷走神经的架构下，"发生了什么？"这个重要问题被抛出来的目的不是记录事情的细节，而是了解自主神经反应。来访者在当下遭遇中的表现可以在他们的自主神经反应历史中找到踪迹。

治疗的目的是让腹侧迷走神经资源参与进来，进而引入支持社会参与系统的亲社会行为的神经回路（Porges, 2009a, 2015a）。社会参与系统是我们"面与心"（face-heart）的联结，源于腹侧迷走神经（心脏）和面部头部的横纹肌之间的联系，后者控制我们看起来如何（面部表情）、听到什么（听觉）以及说话如何（发声）（Porges, 2017a）。在互动的过程中，我们通过社会参与系统来发送和接收安全信号。创造条件以使来访者的生理状态能够支持社会参与系统的积极表现，在治疗环境和治疗过程中都是必要元素。"我们如果感到不安全，就会长期处于评估和防御的状态"（Porges, 2011b），腹侧迷走神经状态和对安全的神经觉带来了联结、好奇和改变的可能。多层迷走神经理论在临床上的应用遵循以下四个步骤（4Rs）：

- 识别（recognize）自主神经状态；
- 尊重（respect）适应性生存反应；
- 调节（regulate）或共同调节以进入腹侧迷走神经状态；
- 重塑故事（re-story）。

下列内容是提供给治疗师的一份易读的"新手指南"，也提供了将多层迷走神经理论介绍给来访者的简单方法。

多层迷走神经理论的新手指南

建立联结是我们与生俱来的需求。从第一次呼吸开始，我们这一生都在身体内、环境中和与他人的关系里寻求安全。自主神经系统是我们自身的监控系统，它始终保持警惕并提问"这是安全的吗？"通过对安全和危险的感知，通过时刻关注在我们体内、我们周围以及我们和他人的联结中正在发生的事情，自主神经系统得以实现保护我们的目标。

上述关注无法被觉察到，也无法受到有意识的控制。波格斯博士认识到自主神经系统的监控不是伴随知觉发生的，因而不可以被意识到，因此他创造了"神经觉"这一术语来描述在思维涉及的脑区未参与的情况下，自主神经系统扫描安全信号、危险信号以及生命威胁信号的过程。人类是创造意义的生物，神经觉这种一开始无法用语言表达的体验驱动我们创造了塑造我们日常生活的故事。

自主神经系统

自主神经系统由交感神经和副交感神经这两个主要分支组成，并通过三条通路对信号和感觉做出反应，每条通路都伴随特定反应模式。我们可通过每条通路做出"服务于生存的"反应。

交感神经分支位于脊髓（spinal cord）中部，代表我们做出行动准备的通路。它会对危险信号做出反应，引起肾上腺素释放，进而导致战斗或逃跑反应。

在副交感神经分支，多层迷走神经理论聚焦于迷走神经内的两条通路。"vagus"的含义是"流浪者"，故而"迷走"是一个恰当的称呼。迷走神经从颅骨底部的脑干（brain stem）开始沿着两个方向发出，下行传导至肺、心脏、膈肌和胃，上行与颈部、喉咙、眼睛和耳朵的神经相连。

迷走神经被分为两个部分：腹侧迷走神经通路和背侧迷走神经通路。腹侧迷走神经通路对安全信号做出反应，支持安全参与和社会联结的感受。与之相反，背侧迷走神经通路对极端危险的信号做出反应，它让我们脱离联结和有意识感知，进入一种崩溃的保护状态。当我们感觉僵住、麻木或"不在场"时，我们就处在背侧迷走神经的控制之下了。

波格斯博士区分了我们的自主神经系统中固有的，且以人类演化发展为基础的反应层级。副交感神经分支下的背侧迷走神经通路及其非动员反应源于我们古老的脊椎动物祖先，它也是最老的一条通路。接着发展出来的是交感神经分支及其动员模式。副交感神经分支下的腹侧迷走神经通路是最晚演化出来的，它带来了哺乳动物特有的社会参与模式。

当我们稳定地处在腹侧迷走神经通路主导之下时，我们会感到安全、与人有联结，感到平静、愿意社交。对危险的感知（神经觉）会使我们脱离这种状态，并在演化时间线上向后进入交感神经分支。此时我们被动员做出反应、采取行动，而采取行动可以帮助我们回到安全和社交的状态。当我们感到好像被困住了并且无法逃离危险时，背侧迷走神经通路就会将我们拉回演化的最开始阶段。在这种状态下我们是非动员的，会关闭反应以求生存。到了这一步，回到感觉安全且能够社交的状态就成了一段漫长且痛苦的旅程。

自主神经阶梯

通过把自主神经系统想象为一个阶梯，我们可以把对自主神经系统的基本知识转化为通俗的解释。随着在阶梯上面上下移动，我们的体验如何发生变化？

阶梯的顶层

安全和温暖是什么样的感觉？臂膀强壮且温柔。依偎在一起，有泪水也有欢笑。自由分享，自由留下，自由离开……

安全和联结由自主神经系统中最新演化出来的部分引导。在副交感神经分支的腹侧迷走神经通路主导下，我们的社会参与系统处于活跃状态。在该状态下，我们的心率规律、呼吸饱满，我们可以接收朋友的面部信息，可以接收对话内容、排除噪声干扰。我们可以看到"全景"，并且与这个世界以及其中的人建立联结。我们可能会将自己描述为快乐的、积极的、好奇的，将世界描述为安全的、有趣的、和平的。当处于自主神经阶梯顶层的腹侧迷走神经主导时，我与自己的经验相连，同时可以与他人联结。此状态下的日常生活体验包括做事有条理，能够遵循计划行事，可以照顾自己，会花时间玩耍，能够和他人一起做事，感到工作富有成效，有普遍的调节感以及一定的掌控感。这种状态对健康方面的益处包括心脏健康，血压规律，对疾病的易感性减弱，消化功能好，睡眠有质量以及感到身体整体上健康。

腹侧迷走神经
安全
社交
交感神经
动员
战斗或逃跑
背侧迷走神经
非动员
崩溃

沿阶梯下行

　　　　恐惧在对我低语，我感受到了其言语中的力量。动起来，采取行动，逃跑。没有人可以信任。没有安全之处⋯⋯

当我们接连感到不安，即当某件事情诱发了对危险的神经觉时，自主神经系统的交感神经分支会活跃起来。我们会采取行动，选择战斗或逃跑。在这种状态下，我们心率加快、呼吸急促，在环境中扫描危险的信号，也就是说我们会"动起来"。在这种状态下，我们可能将自己描述为焦虑、愤怒的，感到肾上腺素激增，而这让我们很难保持平静。我们会关注代表危险的声音，而且听不到友好的声音。对我们来说，这个世界是危险、混乱且不友好的。当我们在自主神经阶梯上下行一步，在演化时间线上后退一步，落到交感神经的动员状态时，我们可能会相信"世界是一个危险的地方，我要保护自己免受伤害"。在这种状态下，日常生活中面临的问题包括焦虑、惊恐发作、愤怒、无法集中注意力或坚持到底，以及在人际关系中感到痛苦。健康方面的问题可能包括心脏病，高血压，高胆固醇，睡眠问题，体重增加，记忆受损，头痛，慢性颈部、肩部和背部紧张，胃病，以及更加容易患病。

阶梯的底部

> 我远离人群，孤独地待在一个黑暗、封闭的地方。没有发出声响。我渺小，沉默，呼吸微弱。没有人能找到我……

副交感神经分支下的背侧迷走神经通路是三种通路中最早演化出来的，也是最后的反应机制。当其他机制都失败了，当我们被困住、采用的行动都行不通时，"原始迷走神经"（primitive vagus）会让我们陷入关闭、崩溃、解离（dissociation）的状态。在自主神经阶梯底部，我们会感觉自己是孤身一人，只有绝望。我们逃向未知，毫无感受，几乎感觉自己不存在。我们可能将自己描述为绝望、被抛弃、茫然，以及过于疲累而无法思考和行动的；将世界描述为空荡、死气沉沉和黑暗的。在最早演化出来的这部分的主导下，我们的大脑和身体进入保护模式，我们可能会相信"我已经迷失了，没有人会找到我"。这种状态下的日常生活问题包括解离、记忆问题、抑郁、孤独以及没有能量应对日常生活中的任务。这种状态下的健康问题可能包括慢性疲劳、纤维肌痛、胃病、低血压、2 型糖尿病，以及体重增加。

在阶梯上的日常移动

我们已经探索了自主神经阶梯上的各个部分，现在来思考我们如何在阶梯上面上下移动。我们偏好的位置是阶梯的顶部。就如同约翰尼·纳什（Johnny Nash）的歌曲《现在我可以清楚地看到》（*I Can See Clearly Now*）的歌词一样："现在我可以清楚地看到，雨已经停了。我可以看到前路的种种阻碍。遮住我视线的乌云已经散去。"腹侧迷走神经支配下的状态是充满希望且灵活多样的，我们可以独自或者与他人一起去生活、去爱、去笑。它不是一种一切都很完美、没有任何问题的状态，但在这种状态下，我们有能力去认识痛苦、探索多种选择、向外寻求支持以及发展有组织的应对措施。当我们被触发，就会在阶梯上向下移动，进入行动状态。此时我们具有一种不安全感，以及一种迫在眉睫的危机感。我们希望此时采取的行动可以给予自己足够的喘息空间，让自己休息一下，好在阶梯上往上爬，进而回到安全和联结的状态。当我们跌落到阶梯最下面时，阶梯顶部的安全和希望就变得无法触及。

现实生活中在自主神经阶梯上面上下移动是什么样的？请思考以下两种场景。

> 我正听着广播开车上班，享受着一天的开始（处于阶梯顶部），此时我身后出现了警报声（沿阶梯快速下行）。我感到自己心跳加快，紧接着开始担心自己做了什么错事（处于阶梯底部）。我停下车后警车呼啸而过。我重新上路，同时感到心跳逐渐回到正常的速度（沿阶梯上行）。抵达公司时，我已经忘了这件事，并已经准备好开始一天的工作（回到阶梯顶部）。

> 我正在和朋友们共进晚餐，享受着和自己喜欢的人交谈、一起外出的乐趣（处于阶梯顶部）。谈到度假的话题，我开始比较自己和朋友们的情况。想到我无法承担度假的支出，我的工作薪水不够高，而且我还有很多未支付的账单，所以永远无法去度假，我开

始感到生气（沿阶梯下行）。我坐在一旁，看着朋友们继续聊着出游和旅行计划。当这些对话在我周围继续时，我感觉自己与这些谈话断开联结，开始变得隐形（关闭，移动到阶梯底部）。晚间的活动结束了，朋友们没有注意到我的沉默。我感觉自己非常不合群（困在阶梯底部）。我回到家，爬上床（我现在只能看到阶梯的底部）。第二天一早，我醒来之后不想起床，也不想上班（仍然在阶梯底部）。由于担心自己不出现在公司就会被开除，我勉强从床上爬了起来（有了一点儿能量，开始沿阶梯上行）。我上班迟到了，老板批评了我，我为了抑制住自己愤怒的反应颇费了一番力气（动员起更多能量，继续沿阶梯上行）。我已经受够了这份工作，下定决心要正式开始找一份新工作（继续上行）。我开始思考自己有哪些技能可以带到下一份工作中。我想到，有了一份合适的新工作我就可以支付账单，甚至可以去度假。在与同事共进午餐时，我们讨论了工作以及未来的梦想（回到阶梯顶部）。

共同运作的系统

自主神经系统的三个部分共同运作时我们会体验到幸福，为了理解这种整合作用，我们先把阶梯的架构放到一边，想象一间房子。

背侧迷走神经系统构成这间房子的"基础设施"，这一系统在背景中持续运作，以维持我们基本的身体系统在线并有序运行。当系统中出现小故障时，我们会注意到它；当一切进展顺利时，身体的各项机能会自主运行。如果没有腹侧迷走神经系统的影响，这间房子的基础设施会自主运行，但家里空无一人；或者即使我们在家，家里的环境也无法带来舒适感。一切都被下调至最低配置，仅够维持空气的循环和避免水管被冻住。整个环境只够维持生命。

交感神经分支可以理解为家庭安保系统，它可以维持一系列反应模式，并且准备好应对任何紧急情况。警报系统可以立即触发反应，并随即回到待命状态。没有腹侧迷走神经系统的作用，警报系统就会持续接收紧急通知并持续发出警报。

腹侧迷走神经系统使得我们可以沉浸在自己居住的这个家中，并尽情品味（savor）。在这里，我们可以自己休息、恢复能量，也可以享受和朋友、家人待在一起的乐趣。我们感受到背景中运行的"基础设施"。我们的心跳和呼吸都有规律的节奏。我们相信，"监控系统"随时处在待命状态。系统之间的整合让我们有同情心，也让我们对世界感到好奇，让我们在情感上和身体上都与周围的人建立联结。

下一步往何处去？

到这里，我们已经对自主神经系统为我们的安全和生存而扮演的角色和做出的反应有了初步理解。现在可以开始学着与之和睦相处，并了解自己的反应模式。与自主神经系统和睦相处的技能涉及实践训练。我们的了解自然会导向追踪。有了追踪的意识，我们就可以开始有意地调节自己的自主神经系统，进而成功地引导自己对安全和联结的需求。

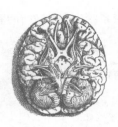

第一章
安全、危险与生命威胁：适应性反应模式

我们和朋友之间的相似之处比差异更多。

——玛雅·安吉罗（Maya Angelou）

自主神经系统是全人类共享的，我们具有相同的生物行为平台。自主神经系统的工作是确保我们在面对危险时生存下来，在安全时茁壮成长。为了生存，我们需要探测威胁，在必要时激活生存反应。与之相反，成长要求我们抑制生存反应，使我们可以进行社会参与。没有激活、抑制反应和保持灵活性的能力，我们就会遭受痛苦。

如果我们思考国际创伤中心（International Trauma Center）

的主席罗伯特·梅西（Robert Macy）对创伤的定义——"对人体生理系统的过度需求"，我们就会立刻想到自主神经系统。无论是单一的还是重复发生的创伤事件，创伤和自主神经系统均关联在一起。如果人们没有持续获得机会来稳定扎根在安全的系统中，以及对神经回路激活和抑制进行适当训练，那么他们的自主神经系统高效地参与、脱离和重新参与的能力就会受损。

在人际神经生物学（interpersonal neurobiology）的框架下（Siegel, 2010），心理疾病诊断与过度唤醒（hyperaroused）或者唤醒不足（hypoaroused）的状态有关，从多层迷走神经的视角出发这是合理的。如果没有抑制防御反应的能力，神经系统就会持续处于动员（过度唤醒）或者非动员（唤醒不足）生存策略的持续激活状态。来访者渴望自主神经系统发挥调节作用，但是通常很难达到调节所必需的内在安全状态。来访者会因自己失调以及无法自主调节或者互相调节而沮丧。这种持续性失调的结果体现在身体疾病、人际关系的痛苦、认知能力改变、持续寻求安全，以及持续努力以消除因持续抑制极度失衡的系统带来的紧张感当中。药理学尝试通过抑制过于活跃的区域，或者激活受到过度抑制的区域使自主神经系统回到规律的调节状态。心理治疗有着相似的目标，但没有以药物为手段，而是使用了神经系统固有的能力。心理治疗提供了机会来使来访者安全地尝试共同调节、提高自主调节技能，以及训练社会参与系统的神经回路。

人类携带着自主神经遗产，来自古老神经通路的回声仍然存在于我们现在的生理结构当中。我们与其他脊椎动物所共有的对危险和安全的特征的认识嵌在我们人类现代的自主神经系统当中（Porges, 2011a）。5亿年前，我们原始的背侧迷走神经环路演化出来，它通过非动员起到保护作用，关闭身体系统以储存能量。这与其他动物在面对生命威胁时的假死行为类似（例如负鼠的假死行为）。4亿年前，交感神经系统演化出来，它使我们有可能通过运动生存下来，并有能力主动参与或回避事件（战斗或逃跑）。2亿年前，哺乳动物特有的腹侧迷走神经回路演化出来。作为最晚演化出来的系统，它给予我们共同调节的能力（社会参与）。

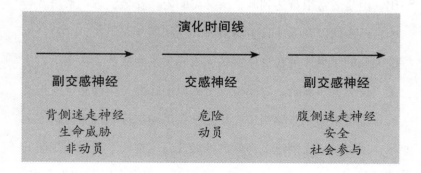

交感神经系统发源于脊神经（spinal nerves，从脊髓发出的神经），是我们的动员系统。交感神经系统位于背的中部、脊髓的胸腰部。想要理解交感神经的位置，你可以试着把手绕到背后，一只手轻轻地从脖子往下伸，另一只手从腰部往上伸，两只手之间的位置大概就是交感神经系统的神经元在到达目标器官（比如眼睛、心脏、肺、胃和膀胱）之前发出的位置。

交感神经系统通过交感肾上腺髓质系统（sympathetic adrenal medullary system，简称 SAM 系统）和下丘脑-垂体-肾上腺轴（hypothalamic-pituitary-adrenal axis，简称 HPA 轴）来帮助身体做好行动准备。SAM 系统可以被快速激活，使肾上腺素大量分泌，进而让身体对应激源迅速做出反应。这种惊吓反应发生在 100 毫秒之内！SAM 系统的激活引起短期快速的反应之后，人体会回到调节状态。当肾上腺素驱动的快速能量激增未能解决痛苦，HPA 轴就会接手。HPA 轴会释放皮质醇（cortisol），它通常被称为应激激素（stress hormone）。皮质醇释放需要较长时间，且发挥作用较慢，需要数分钟而非数秒。通过 SAM 系统和 HPA 轴，交感神经系统可以刺激单一的行为（瞳孔扩张、出汗），逐步增强反应（呼吸和心率），以及产生大规模的全身反应（战斗或逃跑）。

副交感神经系统发源于脑神经（cranial nerves，直接从脑发出的神经）。我们有 12 对脑神经，而迷走神经（第 X 对脑神经）是其中最长的一条，也是副交感神经系统的主要组成成分。副交感神经既是我们的非动员系统也是我们的联结系统，事实上，迷走神经并不是一条单独的神经，而是一束被包裹在鞘内的神经纤维。你可以想象一根电线在外层胶皮内部还有一定数量的电线。"vagus"（迷走）一词源于拉丁语"vagary"，其含义是"漫游者"，而迷走神经也的确处于漂泊状态。通过与其他脑神经的联结，迷走神经从脑干向下传导至心脏、胃，向上传导至面部。基于这一特性，迷走神经也被称为"联结的管道"（conduit of connection）。这一美妙的"漫游"神经是连接身体与脑之间双向沟通的混合神经，80%的神经纤维是感受性的［传入的（afferent）］，将身体的信息传递至脑部；20%的神经纤维是运动性的［传出的（efferent）］，将动作信息从脑部回传至身体。如果想要追溯这条迷走神经通路的路径，你可以将一只手放在脸颊的位置，一只手放在心脏上。然后将一只手移动至腹部。将你的手在这三个位置之间移动，想象迷走神经纤维在这三个身体位置之间的连接。

迷走神经分为背侧迷走神经和腹侧迷走神经这两条不同的通路，因此有了"多层迷走神经"（polyvagal）这个术语。两条通路的分离发生在膈肌的位置。尽管二者均为同一对脑神经的分支，但是背侧迷走神经和腹侧迷走神经在结构和功能上有所差异。背侧和腹侧迷走神经均源于延髓（medulla oblongata，连接脊髓的脑干部分）附近，背侧迷走神经是自主神经系统中演化最早的成分，源于迷走神经背核（dorsal nucleus of vagus nerve）；腹侧迷走神经是自主神经系统中最新演化出来的部分，源于疑核（nucleus ambiguus）。由于疑核位于迷走神经背核前侧，所以它也被打上了"腹侧"的标签。腹侧迷走神经纤维和背侧迷走神经纤维共同从脑干发出，沿着不同的路线分别到达膈肌的上方和下方。想象一下体内肺部和腹部的位置，膈肌就是将两个区域分隔开的肌肉。从膈肌往下（膈下，subdiaphragmatic）是背侧迷走神经的区域；从膈肌往上（隔上，supradiaphragmatic）是腹侧迷走神经的范围。背侧迷走神经的纤维大多是无髓鞘的，而腹侧迷走神经的纤维大多是有髓鞘的。髓磷脂（myelin）是包裹在神经纤维外侧的脂质，可以起到绝缘的作用，使信号快速高效地传递。腹侧迷走神经的髓鞘化（myelination），即髓磷脂包裹神经纤维的过程，从母亲妊娠最后三个月就已经开始了，并持续到婴儿出生的头一年（Porges, 2015a）。背侧迷走神经通路会影响膈肌下方的器官，尤其是那些调节消化的器官；腹侧迷走神经作用于膈肌上方，影响心率、呼吸频率，并与面神经共同形成社会参与系统。这些生物学差异激活了自主神经反应的两个极端，背侧迷走神经使我们脱离联结进入非动员状态，腹侧迷走神经将我们带入社会参与和共同调节状态。

我们通过这三条独特的通路（腹侧迷走神经、交感神经、背侧迷走神经）做出"以生存为目的"的反应。每种自主神经状态都会因其独特的保护或联结模式带来一系列典型反应。背侧迷走神经发挥作用时，由于没有足够的能量支持该系统的运转，因此该系统就会干涸，个体处于麻木状态。当交感神经系统做出反应时，系统中的能量过多，个体处于被淹没的状态。在腹侧迷走神经主导时，该系统是协调的，愿意建立联结，个体做好参与互动的准备。在多层迷走神经理论中，自主神经反应层级的三种状态按演化由晚至早的顺序依次被命名为社会参与、动员、非动员，或者被命名为安全、危险和生命威胁。当个体对自身的反应层级变得更加熟悉，你可以邀请他们创造自己的标签。我有很多来访者将他们的状态命名为"安全""恐惧""关闭"，有一位来访者使用"联结""冲突""迷失"来标记自己的状态，还有一位来访者根据体验中不同感受唤起的强烈程度将三种状态命名为"专注""驱动""缺乏"。

要理解自主神经的层级，首先想象胃部以及它的消化过程，将其当作最古老的背侧迷走神经；再将关注点上移至背部的交感神经系统及脊神经——在演化过程中，这是随后产生的层级；最后将关注点移到心脏和面部，抵达最晚演化出来的腹侧迷走神经。

对自主神经层级的进一步了解

最早的根

背侧迷走神经有时候被称为"原始迷走神经"，是自主神经系统最早演化出来的部分，也是副交感神经系统的一个分支。背侧迷走神经通路在调节消化方面起着重要的非反应性（nonreactive）作用。作为一种古老的生存机制，背侧迷走神经的反应通过崩溃和关闭来节约能量，它起到止痛的作用，让人免于身体和心理的痛苦。当创伤事件发生时，背侧迷走神经可以通过解离起到保护作用。该反应在神经方面的结果之一就是输送到脑部的血液量和血氧含量降低，进而转变为认知功能改变和解离体验（Porges, 2013）。我们在接触创伤幸存者时经常发现，在创伤事件结束很久之后，他们身上仍然可以观察到这种适应性的生存反应。此时背侧迷走神经的持续主导转变成以寻求安全为目的的创伤后反应模式。一位来访者曾向我描述她自己背侧迷走神经反应的影响力——她无法听到我说的话，无法分辨我的语气，也不能理解我的意思；她经常完全看不到我的脸。

背侧迷走神经通路对极端危险的信号做出反应。该通路将静止（stillness）用作一种生存反应。这是最后的办法，它通过节约能量使我们脱离联结，脱离意识，进入具有保护作用的崩溃状态。当我们感觉僵住、麻木或者"不在场"时，我们就已经在背侧迷走神经的控制之下了。"吓死了"（scared to death）的说法很符合背侧迷走神经的体验。如同乌龟，我们面对生命威胁的自主神经反应就是"缩起头，不要动，藏起来"。

基于背侧迷走神经在膈肌下系统中的作用，我们可以预期，一些发生在膈肌下的创伤，比如虐待、性创伤、手术、疾病以及受伤，都会引发背侧迷走神经的反应。在极端情况下，这会引起昏倒（血管迷走性晕厥，vaso-vagal syncope）。但是背侧迷走神经的反应包含一系列体验。由此引发的身体健康问题可能包括免疫功能受损、长期缺乏能量以及消化问题，心理健康问题可能体现为解离、抑郁或者回避社会联结。

我们在咨询中可能遇到来访者表现出下列背侧迷走神经反应：盯着窗外，眼神空洞，表情贫乏没有反应，瘫倒，不说话，处于一种不放松的"静止状态"。当来访者处于背侧迷走神经通路主导的关闭状态时，他们会有一种不在场的感觉，进而提出"你去了哪里？"这个问题。治疗师会感觉自己伸出手时无法触碰到任何可以与之建立联结的实体。我从来访者那里反复听到的体验是孤独、迷失，以及无法被触及。这种状态意味着绝望。

运动的保护作用

交感神经系统在演化时间线上第二个出现，它带来了动员的能力。交感神经系统维持体内平衡。它配合副交感神经系统，与腹侧迷走神经共同调节心率和呼吸频率，与背侧迷走神经共同支持消化功能。

随着交感神经系统出现，静止不再是我们唯一的生存反应。交感神经系统让我们做好战斗或逃跑的准备，用运动进行保护。交感神经系统与主要肢体的动作关联。在该系统主导的状态下，我们会处于行动当中。交感神经系统的保护性动员会使我们远离共同调节，在寻求安全的过程中，我们与他人的联结被切断了。在我们的演化历史中，独处而非在群体当中是危险的，而交感神经系统的动员反应会带来孤立感和危险。

当交感神经产生反应时，我们的听力也会相应改变。中耳的肌肉负责控制专注于人类声音的能力。在腹侧迷走神经主导的状态下，中耳的肌肉会起到调节频率的作用，并支持我们聆听声音和保持专注。当交感神经系统主导时，中耳的调节作用会迅速发生偏离，从听人声转为听掠食者发出的低频声音或者代表痛苦的高频声音，此时该系统倾向于关注代表危险而不是联结的声音。

除了听觉，在交感神经系统主导时，我们阅读面孔信号的能力也会受到影响。在此状态下，我们会错误地阅读面孔信号，中性的面孔会被当作愤怒的面孔，因此中性的经历会被当作危险（Porges, 2006）。一位来访者曾与我分享，当被交感神经支配时，她无法在他人的面孔上看出微笑，也无法确定这个人是友好的还是危险的。思考一下，如果来访者在与治疗师的互动中处于这种状态，那么即使治疗师的面孔是中性的，来访者可能也会将其当作愤怒的，甚至是危险的。

当交感神经激活经常发生和持续存在时，该系统会处于高度戒备状态。释放出来的皮质醇使它难以保持平静。我们的心率会加快，呼吸变得浅且短促；我们会扫描环境寻找危险。如果不能解决危险信号，交感神经系统就会长期处于激活状态。

在接待来访者的过程中，你可能会注意到来访者身上以下交感神经系统激活导致的反应——坐立不安，部分身体始终在动，不镇定并且一直环视房间，姿势僵硬，感觉混乱。当来访者被交感神经支配时，战斗或逃跑的选择会同时摆在他们面前。你可能会感觉到来访者在靠近你或者远离你。战斗反应通常会伴随冲突和对峙，你会感到紧张和敌意。在来访者的战斗反应下，你可能感到来访者的能量开始充满房间，他们的身体姿势变得更加僵硬，说话的语气也更有挑衅性。来访者的逃跑反应可以从咨询过程的混乱中感受到。在来访者的身体上，这表现为他们无法停止移动，一直在改变自己的位置；在话语上，来访者可能说"我今天不想来这里，我不应该来的，我必须马上离开"。在交感神经支配的战斗或逃跑状态下，我们会感觉处处都潜藏着危险，建立联结是一件过于冒险的事情。我们会觉得世界是一个不友好的地方，不信任感驱动着我们的神经系统。

安全和社交

联结是一种生物需求（Porges, 2015a）。自主神经系统层级的顶端是腹侧迷走神经系统，它起到支持安全和联结的作用。腹侧迷走神经提供了健康、成长和恢复的神经生物学基础，有时候也被称为"智能迷走神经"（smart vagus）或者"社交迷走神经"（social vagus）。当腹侧迷走神经激活时，我们的注意力会转向联结并寻求共同调节的机会。这部分自主神经系统主要聚焦抚慰和被抚慰的能力、交流和聆听的能力、给予和接受的能力，以及灵活地进入联结和脱离联结的能力。互惠，即人际交往中定义了具有滋养力的关系的往来起伏，也是腹侧迷走神经的功能。神经通路髓鞘化使得腹侧迷走神经可以提供迅速和有序的反应（Porges, 1997）。在腹侧迷走神经激活的状态下，我们可以体验到一系列反应，包括平静、快乐、沉思、参与、注意、活跃、有兴趣、兴奋、热情、警觉、放松、品味和愉悦。

腹侧迷走神经也被称为"同理神经"（compassion nerve）。大善科学中心（Greater Good Science Center）的达契尔·克特纳（Dacher Keltner）指出，腹侧迷走神经的反应让我们关心他人。腹侧迷走神经状态支持富有共情的联结，这一状态使得我们心率减慢，眼神变得柔和，语调变得友好，让我们去帮助他人。同样的腹侧迷走神经能力也支持自我关怀（self-compassion），即带着善意与自己内在的煎熬共处。通过激活腹侧迷走神经，共情训练可以带来健康的益处，比如减少压力、强化免疫功能（Keltner, 2012）。阿兹特克语中有一个优美的词语"apapacho"，其含义是"拥抱和爱抚灵魂"。腹侧迷走神经状态下的安全和联结会带来给予和接受"apapacho"的可能性。腹侧迷走神经的活动对每一个人和对世界都有益处！

当来访者处于腹侧迷走神经的调节状态时，治疗室中存在一种联结，治疗过程会有节奏。尽管整个过程可能有些困难，但治疗师和来访者会有一种心里有底的感觉。腹侧迷走神经的能量会带来好奇心和尝试的意愿，此时调节状态的边界可以有些许拉伸。治疗师和来访者会感到可能性的存在。新的选择会被认为是旧的故事无法匹配当下腹侧迷走神经安全感的结果。来访者可能会惊讶于这种状态的陌生感。在此状态下希望会出现，改变也会发生。

在腹侧迷走神经状态下，我们的社会参与系统处于活跃状态。社会参与系统在面部和头部的神经通路连接到脑干的腹侧迷走神经时演化发展出来。五对脑神经的整合（第 V 对、第 VII 对、第 IX 对、第 X 对、第 XI 对脑神经）意味着眼睛、耳朵、声音以及头部现在与心脏协同运作。社会参与系统可以表达也可以搜寻代表安全的信号。这一"安全回路"在人出生时就已经出现，并在从社会参与到监控的范围内调节人的行为。我们通过语调、面部表情、头部的倾斜等发出安全信号和进入联结的邀请。我们彼此交流，在一个系统与另一个系统之间，传递"靠近并进入关系是安全的"这一信息。作为一种监控系统，当从他人的面部、声音以及姿势中感知到代表安全的信号时，社会参与系统就会认可联结的可能性。当信号代表危险时，我们就会进入警觉状态。通过社会参与系统，我们可以感知到他人是否足够安全、可以接近，并且向对方示意我们是朋友而不是敌人。

迷走神经刹车

尽管我们可能认为心跳是稳定的，但事实上健康的心脏并不像平稳、不变的节拍器一样跳动。腹侧迷走神经会影响心率，让我们在呼气时心率降低，吸气时心率加快。心率指的是人自主呼吸时心脏的节奏，它的随呼吸出现的变化被称为呼吸性窦性心律不齐。通过呼吸性窦性心律不齐测量到的迷走神经张力不仅指示生理健康，也能指示社会和心理健康（Kok & Fredrickson, 2010）。

迷走神经刹车（vagal brake）是多层迷走神经理论的一个重要概念。腹侧迷走神经的责任之一就是通过对心脏起搏器——窦房结（sinoatrial node）的影响，将心率控制在每分钟 72 次左右。如果没有这种控制，心脏的跳动速度会快得危险。多层迷走神经理论将此称为"迷走神经刹车"（Porges, 2009b; Porges & Furman, 2011）。想想自行车上的刹车，你松开刹车时速度提升，捏紧刹车的时候速度减慢。迷走神经刹车的作用类似，松开就可以让我们快速充满能量，捏紧就可以让我们回归平静状态，迷走神经刹车通过对心脏的作用为我们的系统提供了灵活性。

警惕和危险的体验源于自主神经系统的不同部分。当迷走神经刹车处于放松但没有完全松开的状态时，腹侧迷走神经系统调节行动指令，让更多交感神经能量进入系统，同时抑制皮质醇和肾上腺素的分泌。相反，危险会使得迷走神经刹车完全松开，因而交感神经系统会占据主导，释放皮质醇和肾上腺素，诱发战斗或逃跑反应。

我们依靠迷走神经刹车放松和重新启动的能力来适应正常度过一天的需求。迷走神经刹车可以有效地快速提升或减慢心率，以及在维持腹侧迷走神经控制的同时改变自主神经张力。正常运行的迷走神经刹车会让人在面对转变时感到舒适。这种快速调节和平稳转变的能力会受到创伤经历的影响。我们可以从迷走神经刹车的视角看待那些有创伤经历的来访者。迷走神经刹车失灵，以及控制力先让位给交感神经系统再让位给背侧迷走神经系统，这些因素堆叠起来造成负面影响。容易失调陷入生存反应的来访者在童年通常缺失共同调节经历，而这些经历可以有效训练他们的迷走神经刹车。没有这些必要经历的创伤幸存者们通常会发现，一些小的痛苦时刻对他们的迷走神经刹车能力也是过大的挑战。在治疗过程中，摆动技术（pendulation，有意识地在激活和平静之间移动）和滴定技术（titration，对经历进行细致分析，有节奏地监控和管理反应）是两种尝试安全放松和重新启动迷走神经刹车的技术（Payne, Levine & Crane-Godreau, 2015）。

迷走神经刹车在应对挑战时放松和重新启动，并同时维持背侧迷走神经调节。一旦自主神经挑战得到应对，迷走神经刹车就会恢复、重新启动并使系统恢复平衡。当我们充满能量，能够满足工作和家庭生活带来的多样的甚至经常有些矛盾的需求时，这就是我们通常会在每天的生活中经历的模式。

当腹侧迷走神经系统不能满足安全需求时，迷走神经刹车就会松开，让交感神经系统进入完全激活状态。一个相应的例子就是，尽管治疗师尽力缓慢推进咨询，但来访者仍然会回溯自己的一部分创伤经历，并重新体验那个瞬间。在战斗反应下，来访者会被卷入创伤经历，并与之斗争。他们可能会体验到肾上腺素强烈释放、感到紧张情绪，而这些表现为行动中穿插着不断快速变化的手势。在逃跑反应下，来访者可能会慌乱地逃离这些记忆，他们说话通常是仓促、压抑的，并且可能会表达出终止咨询或者结束此次咨询的紧迫需要。在上述体验中，如果来访者感觉到，你在面对他们的痛苦时腹侧迷走神经发出了安全的信号，那么他们的自主神经系统就会感受到共同调节的提议，进而帮助他们的迷走神经刹车重新启动并回到调节状态。

如果来访者体验的强度过强，使他们不能接收你发出的共同调节提议和安全信号，那么他们的背侧迷走神经系统就会发挥主导作用，让他们进入关闭状态。此时这位来访者已经不再与你待在一起了，已经脱离了你可及的范围。为了回到联结当中，他们的自主神经系统需要感受到你的腹侧迷走神经存在，接收安全信号，并通过交感神经的激活重新沿着自主神经阶梯往上爬，进而达到腹侧迷走神经的调节状态。来访者需要温柔的行动号召帮助他们的交感神经系统恢复一些能量（例如快速的眼神接触、小动作、恢复说话）。交感神经系统能量的激增会让系统超负荷，并诱使来访者回到背侧迷走神经崩溃状态。

当你和来访者注意到系统能量开始恢复时，给他们提供帮助，让他们将此视作帮助他们的系统重新上线的安全反应。然后你们一起在这里短暂停留，在继续工作、使来访者通过交感神经系统动员进入腹侧迷走神经联结之前，纪念来访者从崩溃中解脱。

体内平衡

与人脑的左半球和右半球共同平衡我们的体验一样，自主神经系统的三个部分合作产生具身的幸福感。腹侧迷走神经控制面部–心脏的联结；交感神经系统支撑健康的呼吸循环和心跳节奏，参与体温调节；背侧迷走神经则促进健康的消化。随着腹侧迷走神经提供调节能量，交感神经和背侧迷走神经加入它们的非反应性行为，体内平衡得以实现。这也就是彼得·莱文（Peter Levine）所说的动态平衡（dynamic equilibrium）。

如果一个婴儿在孕期 30 周或者更早的时候出生，他迷走神经的保护性部分（也就是腹侧迷走神经）就还没有完全发育和髓鞘化。在腹侧迷走神经系统的功能尚不完全时，婴儿就依靠背侧迷走神经的"保护"和交感神经的"激活"来调节状态。在该婴儿的自主神经系统持续发展的同时，新生儿重症监护室里的机器、电线和导管正在完成腹侧迷走神经系统的部分工作。

当没有腹侧迷走神经来灵活满足生活的需求时，所有年龄段的人都会被拉入"保护模式"或者"激活模式"以面对调节的挑战。丧失腹侧迷走神经调节作用的自主神经系统会带来健康问题，并且会使人际关系出现问题，以及造成日常的痛苦体验。

关注自主神经层级

自主神经系统会引导我们的日常体验。我们首先会尝试用腹侧迷走神经系统去应对问题，然后试图采用社会参与和社会沟通的策略共同调节。我们是社会生物，为了身体和情绪上的健康，我们在日常生活体验中需要可信赖的、互惠的关系（Hawkley & Cacioppo, 2010; Seppala, Rossomando & Doty, 2013）。当我们用联结和沟通与他人配对失败时，我们的自主神经系统就会脱离腹侧迷走神经通路下的安全状态，并参与交感神经系统的战斗或逃跑反应。在试图解决危机、回到腹侧迷走神经调节的安全状态时，交感神经系统的激活状态会带来对抗或者逃避的策略。

在上述两种自主神经状态之间，行动与回到调节状态的循环在日常生活中并非不常见。当交感神经系统的动员策略失败时，我们就会采取最终手段，回到在演化时间线上更早出现的背侧迷走神经系统下的崩溃状态。在这种状态下我们与自己，与他人，与内在、外在的资源都是断联的。在背侧迷走神经的非动员反应下，我们等待着，感觉迷失，无法找到回到联结状态的方法。

从背侧迷走神经系统的关闭状态下恢复，我们需要通过交感神经系统的能量在演化时间线上向晚近的方向移动，以到达腹侧迷走神经调节状态。如果没有足够的资源（内在能力、环境安全、社会支持），非动员-动员-非动员的模式就会在一个痛苦的自主神经循环中重演。此时想要达到腹侧迷走神经联结下安全状态的强烈渴望无法实现，并伴随着绝望的感觉。当系统找到脱离背侧迷走神经崩溃的方法时，交感神经系统的能量中可能会产生"混乱的时刻"。当这些适应性生存策略无法带来与自己或与他人的联结感时，持续不断的动员反应会转变为通过崩溃来必要地节约能量。为了安全地通过行动脱离崩溃以及沿着自主神经阶梯持续上行至社会参与状态，我们需要感到真实的或者想象中的"手"放在我们背上。

自主神经系统的模式是随着时间建立的，经验塑造了自主神经系统。为了应对联结和挑战，我们会发展出有习惯性反应模式的个体神经配置。识别这些反应并且看到激活的模式是多层迷走神经相关训练的第一步。一些来访者很快就进入动员状态，即使是小的不调谐也是"过大的神经挑战"，他们的自主神经系统做出了生存反应。一位此类状态下的来访者告诉我："我的同伴问我是否把所有任务都做完了，当时我立即感到了愤怒。我在想，如果他不相信我能做好，那他就自己一个人做。我已经做完了！后来我的这位朋友告诉我，那只是一个'正常的问题'，甚至是一个代表他在关心的问题，但我并没有用那种思路去理解。"其他来访者几乎在不知不觉中经过动员状态到达了崩溃状态，他们的自主神经系统通过断开联结寻求安全。一位此类状态下的来访者曾跟我分享："我不知道如何去做日常生活中那些其他人做起来很容易的事情，因为我的童年在想方设法确保自己能活过夜晚中度过。我没有条件去学习那些正常人学到的东西。现在我没有能力去过这种日常生活。一旦我觉得自己格格不入，我就会崩溃。"

练习　询问你的神经系统

以下三个问题和普遍的回答可以让你开始看到自主神经系统激活的三种状态。阅读下面的表述，并思考你的自主神经系统如何回应。

● **在以下情况下，我的背侧迷走神经系统占主导：**

我没有选择；我感觉被当前的情境困住了；我感觉自

己不重要；我感觉自己被批判；我感觉自己无关紧要；我没有归属感。

- **在以下情况下，我的交感神经系统占主导：**

　　我感到有时间压力；我感到被忽视；我感到困惑；我被驱使做选择或者选边站队；我被冲突包围；我感到自己对太多人和太多事情负责。

- **在以下情况下，我的腹侧迷走神经系统占主导：**

　　我想到那些对我很重要的人；我处于外界的自然环境中；我允许自己做出自己的选择；我听音乐；我和狗狗享受安静的时光；我站在星空下；我的双脚踩在海里；我和儿子一起玩乐高；我和朋友分享一杯茶。

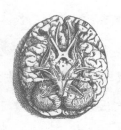

第二章
自主神经监控：神经觉

有一种语言不使用词语。聆听。

——鲁米（Rumi）

我们的生活故事由自身的自主神经状态决定，它通过从身体延伸至脑部的自主神经通路传递，然后由脑部转化为引导我们日常生活的信念。神经系统理解的内容通过思维叙述出来。状态在前，生活故事在后。

多层迷走神经理论对知觉和神经觉做了重要区分。前者包含一定程度的有意识参与；后者是对诱发自主神经状态变化的因素的反射性反应，并且不包含对这些因素的影响的意识。神经觉会导致内脏感受、心脏感受（heart-informed feeling）以及内隐感受，这些让我们的状态在安全到生存反应之间变化。神经觉可以理解为"在对于诱发因素没有明确意识时，影响决策和行为反应的身体信号"（Klarer et al., 2014）。自主神经系统通过神经觉的过程评估风险、采取行动。当出现不安全的神经觉时，自主神经状态会向交感神经的动员状态或者背侧迷走神经的崩溃状态移动。当出现安全的神经觉时，交感神经和背侧迷走神经系统会受到抑制，腹侧迷走神经占据主导，并且社会参与系统也处于积极活动状态。

神经觉是一种无法用语言描述的体验，它既是自主神经系统对周围环境中信号的反应，也是该系统对体内信号的反应（Porges, 2004）。来自内脏（心脏、肺部、肠）的信息、来自我们所处环境的信号，以及来自周围的人与事的信号，都是神经觉的重要组成部分。在大脑理解一件事情的意义之前，自主神经系统就已经通过神经觉对环境做出了评估和反应。

神经觉的一些特征嵌在我们的神经系统中，并且是人类共享的体验，比如演化带来的适应性策略（Porges, 2009b）。对声音的反应（振动和频率）是一个例子。我们用能够唤起某些特定生理状态的旋律构成音乐，而音乐是我们有意识地与声音联结的方式。其他触发神经觉的方式是特应性的，来自我们对个人创伤经历和丰富生活经验的反应。神经觉会改变我们的状态、丰富生活经历，并建立自主神经反应。我们通常意识不到刺激，但能清晰地感知到身体反应。有一位追踪自己自主神经反应的来访者曾分享这样的经历："我当时在商店，正在看用在剪贴簿上的邮票。突然之间我的心跳开始加速，我感觉自己脸红了。当时周围没有人，我也没有注意到任何明显的诱因。而且这一阵感觉来得快，去得也快……奇怪。"

神经觉会影响状态，状态会影响反应。当神经觉为安全时，腹侧迷走神经和社会参与系统均可达到较好的状态，我们可以在舒适的状态下联结、交流和共同调节，同时交感神经和背侧迷走神经系统的活动会受到抑制。当神经觉为不安全时，我们的能力就仅限于交感神经系统的战斗或逃跑反应，以及背侧迷走神经的非动员崩溃、关闭、解离反应。期望一个神经觉为危险或者生命威胁的人进入良好的社会参与状态是徒劳的，此时他们在生理上无法获取腹侧迷走神经通路。

自主神经监控系统包括哪些解剖结构？可能包括颞叶皮层（temporal cortex），中脑导水管周围灰质（periaqueductal gray matter, PAG）、和脑岛（insula; Porges, 2009b, 2011a）。颞叶皮层（想想太阳穴，那就是颞叶的大致位置）对熟悉的面孔、声音和手的动作做出反应，同时询问"这个人是安全且值得信任的吗？"。颞叶皮层在评估运动和意图时会和杏仁核（amygdala）交流。中脑导水管周围灰质是脑干上部的一个古老脑部结构，它通过与交感神经系统、背侧迷走神经复合体的交流来调节对抗行为、逃跑行为及非动员行为。脑岛深藏在大脑皮层下方，位于颞叶和额叶之间的褶皱中，与内感知（interoception，对内在生理状态的感知）有关，也可将来自脏腑的反馈传到意识当中（Craig, 2009a）。似乎这三个系统均参与获得神经觉的过程。

我们对神经觉的反应可能是个人的或者共有的。我们可能在内在的心跳、消化过程、喉咙的感觉上感受到变化，也可能感受到最终没有实施的行为冲动。这些变化也可能表现在我们的面部表情、语调、手势或者姿势中，这些是他人可以看到的。尽管从安全到危险再到生命受到威胁的体验是所有人共同具有的，但在此范围内的变化过程是一种个体的体验。自主神经系统是受到个体经验塑造的关系系统，因此来访者拥有自己的反应模式这一点是说得通的。来访者既会出现大规模的强烈反应，使得他们在安全与不安全状态之间移动，又会做出导致微妙变化的细微反应。有效工作的神经觉会使风险和自主神经状态相匹配（Porges, 2009a）。我们接收到危险信号时会做出反应，接收到安全信号时会放松下来。但是对很多来访者来说，神经觉会导致不调谐——他们无法在安全环境中可靠地抑制防御系统，也无法在危险环境中有需要的情况下激活防御系统。如果缺乏对神经觉的理解，这种不匹配会令人困惑，并且会导致治疗师试图说服来访者，让他们相信自己的反应是不必要的或者不正当的。通过学习追踪神经觉的细微变化，以及重视自主神经系统为安全和生存而进行感知和反应的方式，治疗师可以帮助来访者在不同的水平上理解自己的行为和经历。

来访者的神经觉在持续监控治疗环境和治疗关系。治疗师的目标是给来访者提供安全的场所，成为一个对来访者来说安全的人，但有时候来访者并没有接收到这些信息，并且他们的神经觉会激活自主神经体验和治疗师意图之间的错误匹配。在这些来访者身上，其所处环境中或治疗关系中令他们熟悉的内容，或者说他们个人故事的一部分，此时活跃起来并发挥主导作用。"此时在这个环境中我是安全的吗？我身体内外都是安全的吗？我的治疗师是有助于恢复的资源还是威胁？"这些是来访者的神经觉要回答的问题。

通往安全和调节状态的通路既有主动的也有被动的（Porges, 2017b）。主动通路会有意引入腹侧迷走神经的安全回路，被动通路则通过神经觉在意识之外发挥作用。自主神经系统通过被动通路稳定地接收到一系列回答"此时此刻和这个人接触是安全的吗？"这个问题的信息。自主神经系统会在神经觉回答这一问题的时候行动以确保生存，同时将自主神经状态切换到限制或者支持社会联结的状态。

自主神经预期

当社会联结中断、神经觉从安全转变为危险时，个体会产生一种不调谐的体验。这种体验在多层迷走神经理论中被称为生物性冒犯（biological rudeness; Porges, 2017a），生物性冒犯频繁发生在我们个人的生活和工作中，其中有一些已经变成了常见的事，比如与无时无刻不使用手机相关的经历（Hyde, 2013）。一位同事曾跟我分享过她与一位朋友之间的故事。"我们当时正在制定计划，她转头去看手机。我突然就觉得自己不重要了，也不再感到安全，我想消失。我产生这些感受只是因为她看了手机。"无论这种时刻有多么普遍，我们仍然会感受到自主神经的"割裂感"。即使是那些被我们描述为"可以理解"的时刻也会带来自主神经反应，因为"理解"属于大脑而非神经系统的范畴。

多层迷走神经理论描述了神经预期以及伴随的预期被违背的过程（Porges, 2017a），当预期的反应没有发生时，我们会体验到自主神经反应。如果预期是互惠的联结，违背预期的结果就是生物性冒犯以及不安全的神经觉。但是当被创伤塑造的神经预期被违背时会发生什么呢？当来访者的自主神经预期与治疗师的回应方式不符时会发生什么？在这种情况下，"违背"就是正向的体验，是中断习惯性神经觉反应所必需的否认。这些小的时刻在治疗过程中是重要的事件。在治疗师和来访者的关系中，通过这种方式反复违背神经预期会影响来访者的自主神经假设。当来访者的神经系统开始以不同的方式做出预期时，旧的故事将不再合适来访者，而新的故事会被探索出来。

搜寻信号的神经觉

我们的眼睛会传递和搜寻安全信号，眼睛外周形成鱼尾纹的这部分区域是寻找安全信号的行动开始的地方。通过试验不同的专注方式，我们可以感受到眼睛发出安全信号或者危险信号的能力，也可以体验到神经觉反应。下面这个简单练习可以帮助你快速获取对神经觉的意识，以及对随眼神接触的细微转变发生的相应状态改变的意识。试着和同伴尝试以下练习：一开始盯着对方（强烈、专注、刻意地），然后转变为看着对方（中性地，不传递很多信息），最后是温柔地注视着对方（温暖、友好地）。在眼神接触的每个阶段注意你的神经觉正在传递的信号。是社会参与系统激活还是防御启动？你处在自主神经层级上的什么位置——腹侧迷走神经、交感神经，还是背侧迷走神经？问问你的同伴，当他接收到三种眼神接触时，他们的神经觉在内部分别传递了什么信息。

如何区分真诚的微笑和社会性微笑？真诚的微笑也被命名

为杜兴微笑（Duchenne smile），其特征为眼睛闭上一点点，两颊上移，眼周有皱纹出现。[这种微笑以 19 世纪法国医生杜兴·德·布伦（Duchenne de Boulogne）的名字命名，他研究了面部表情的生理学。] 一个真诚的微笑会向周围人的自主神经系统传递安全的神经觉，并发出靠近的邀请。将两颊上移的肌肉（颧大肌）和使眼周出现皱纹的肌肉（眼轮匝肌）会让面孔显得有活力。社会性微笑时，面部上半部分缺少变化，眼睛不会眯起来，它传递的神经觉信息是警告而非欢迎。

很久很久以前，在哺乳动物出现在被爬行动物主导的世界中时，中耳骨从下颌骨分离出去，腹侧迷走神经和调节中耳肌肉的神经整合到一起（Porges, 2015a）。这一重要的演化事件联结了加工声音的能力与自主神经状态。我们生来就会因为特定频率的声音感到安慰。低频的声音和振动会发出代表生命威胁的神经觉，并使我们开始对捕食者保持警惕，对背侧迷走神经非动员状态保持敏感；高频的声音和振动会发出代表危险的神经觉，并引发交感神经系统的动员反应（Porges, 2010）。

声音是安全神经觉最强烈的诱因之一。自主神经系统可以识别韵律特征，也就是声音的节律。表现我们意图的不是我们使用的词语本身，而是我们话语的节奏和声音模式，以及说话的频率、音长以及音强。自主神经系统通过神经觉聆听词语之下那些安全和友好的声音。

"我们更关注如何应对那些威胁或者伤害我们的人，而不是理解什么让我们的神经系统感到安全"（Porges, 2015a）。建立安全的神经觉需要两个元素：解决危险信号，带来安全信号。解决危险信号无疑是重要的一步。做不到这一点，神经觉将持续激活防御性生存反应。但是，缺少安全信号的环境可能仍然缺少刺激安全的神经觉产生所必要的因素。自主神经系统从危险的神经觉中脱离出来，并完全进入支持好奇心、创造力、联结和关怀的安全神经觉所需要的信号是什么呢？持续存在的共同调节机会，基于互惠原则的可靠关系，以及和令自身感到安全的人参与共同活动的事件——这些都是安全神经觉的重要元素。

探索神经觉的四条原则

自主神经反应一直在发生。我们的自主神经系统持续评估危险并为了生存做出反应。在意识层面之下，我们被卷入神经觉的流动。

意识到自主神经反应会增加知觉对神经觉体验的影响。加入意识之后，我们从陷入的状态转变为共处的状态，并且可以引入观察者的能量来中断已经固化的反应通路。如果没有这种中断，旧模式的拉力就会让我们持续沿着自主神经阶梯下行，远离安全的神经觉。在体验了意识的影响之后，我们就可以有意识地转向自我关怀。

与自我关怀联结，我们就可以进入友好的状态。我们可以保持这种状态，产生并给予自己内在体贴和关心。这种状态进而将我们带回腹侧迷走神经状态，告诉我们自己是安全的。我们也可以从自我关怀的这个状态移动到好奇的状态，产生自然的渴望去更深入地探索习惯性神经觉环路。

深深的好奇和积极询问会给我们带来可能性。好奇心被称为内心直觉的开放。在腹侧迷走神经运转的状态下，选择和结果都是无限的。在这里，调节状态，发掘资源，互惠互助，重新联结，重新建立模式，重塑故事，这些都可以发生！

找到对家的自主神经觉

> 我们的身体知道自己的归属，是我们的思想让生活无家可归。
>
> ——约翰·奥多诺休（John O'Donohue）

神经觉会传递安全的信息——我们在自己归属的地方，在家中。我们的思想可能不赞同这些信息，并且希望其他事情实现。尽管我们可以试着劝自己做或者不做某些事情，但是通过神经觉，自主神经系统会得出最后的结论。对我来说，我的根已经扎在海边的土壤里好几代了，海洋就是我节奏的一部分。当我去旅行，离开海边时，我的神经系统会提醒我，我现在不在家。当我回到海边时，我全身都充斥着舒适感。"你到家了，这里是安全的。"在什么地方时，你的自主神经系统会告诉你这些呢？

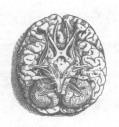

第三章
与生俱来的联结

适者生存也可能是最温和的，因为生存常常需要互助与合作。

——特奥多修斯·多布赞斯基
（Theodosius Dobzhansky）

从本质上来说我们是社会生物，我们的天性就是与他人互动并建立联系（Cacioppo & Cacioppo, 2014）。从生命最初的时刻，我们本能地转向母亲的面孔，一直到生命结束，我们始终需要与他人处在调谐的关系当中。多层迷走神经理论将与自主神经系统有关的安全描述为"依恋的前言"（Porges, 2012）。

通过共同调节，伴随着安全的基础建立起来，依恋也会产生。共同调节在生理层面建立了安全的平台，以此来支撑关于安全感的心理故事，并进一步导向社会融入。两个个体的自主神经系统会在共创的联结体验中找到庇护所。

同事分享给我的这个温馨的故事很好地诠释了联结的力量。

我两岁的女儿艾丽斯最近开始用记号笔画画，虽然她画出来的鸟、鱼、鲸鱼看起来都像一个椭圆，但她能区分那些是什么。有一天早晨，她画了一条鲸鱼并对我说："它很难过。"我问她，她认为这条鲸鱼需要什么才能好起来。她回答"它需要另一条鲸鱼看着它"，并请求我再画一条鲸鱼来看着她的鲸鱼。画完之后我又问她原来那条鲸鱼的感受，艾丽斯说道："它感觉好多了。"原来我们天生就需要在他人的存在中寻求安全感，想到此我不禁惊讶于我们作为人类的直觉智慧。接下来，艾丽斯画了很多需要另一个动物伙伴看着自己的动物。我们以两岁孩子的方式交谈，讨论了看到他人充满爱意的脸庞如何让我们产生好的感受，以及当他人感到难过、孤独或者伤心时我们如何给予对方安全感。

　　共同调节是工作关系、持久的友谊关系以及亲密的伙伴关系这些积极人际关系的核心。我们如果在童年期错过了共同调节的机会，就会在成年后的人际关系中感受到这种缺失。不论是因某些行为（伤害行为）还是不作为（缺乏照顾）而产生的创伤，它们都会使共同调节变得危险，并且会阻碍个体共同调节技能的发展。出于应对这种情况的需要，自主神经系统被塑造得独立发挥调节作用。来访者经常说，他们需要人际联结，但是生活中没有一个安全的人，因此经过一段时间之后他们就放弃了寻求联结。通过多层迷走神经的视角，我们知道了，尽管这些来访者停止了明确地寻求联结，并且已经靠自己找到了应对的方法，但他们的自主神经系统从未停止对共同调节的需求和渴望。

　　当我们失去联结的机会时，神经系统就会承受痛苦。孤独会带来痛苦。孤独的人会遭受包括免疫功能受损、心脏疾病和抑郁的身体健康问题及心理健康问题（Cacioppo, 2011），而这些问题都与自主神经系统的功能有关。尽管有时候感到孤独会促使我们与外部接触，但随之而来的皮质醇升高以及交感神经系统激活（Cacioppo, 2011）也会提升我们对威胁的警惕性（Hawkley & Cacioppo, 2010）。一个孤独的人会感到不快乐和不安全。孤独会触发对不安全的神经觉，进而激活我们的自主神经防御系统。长期孤独会持续传递危险信号，我们的自主神经系统则一直锁定在生存模式当中。

多层迷走神经理论表明共同调节是感到安全的必要条件（Porges, 2012），在与他人的联结中我们的生理机能是协调的。提供共同调节的人际联结会带来归属感以及安全地与世界相连的感觉。当我们对联结的生物性需求没有得到满足，我们就会感到痛苦，进而产生自主神经反应。这可能是交感神经系统在通过动员（插话、争辩和寻求注意）来提供帮助，也有可能是背侧迷走神经系统屈服于"关闭"的策略（沉默、疏远、孤立）。当来访者感到孤独和不调谐的时候，你能在他们身上看到哪些自主神经的生存策略呢？

共同调节是很多人在生活中缺失的体验。对有童年创伤经历的来访者而言，没有归属感是一个普遍信念，感到孤独是一种熟悉的自主神经体验。接受治疗的时间也许是这些来访者一周当中仅有的接受共同调节的时间。治疗师有责任去调节他们自己的自主神经状态，并给治疗带来可靠的腹侧迷走神经能量流动。治疗过程中必不可少的部分就是向来访者提供安全的信号，邀请他们进入腹侧迷走神经联结带来的安全状态。当两个自主神经系统开始在腹侧迷走神经联结中共同调节时，一个能实现迷走神经张力螺旋上升的反馈回路就会形成（Kok & Fredrickson, 2010）。对来访者而言，这些经历会使他们开始建立新的自主神经模式，而新的模式会导致新故事开始。

人际关系中的互惠

互惠是自主神经系统的重要调节器。在拉丁语中，"reciprocus"的意思是"以同样的方式回报"或者"交替"。"互惠，以及同时发生的给予和接受角色的转换，皆是强有力关系的特征……相反，缺乏互惠通常预示着关系是令人痛苦和脆弱的。"（Porges & Carter, 2011）互惠是两个自主神经系统在来来回回的交流中建立起来的人与人之间的联结，它是一种用心聆听和回应的感受。我们在互惠的体验中受到滋养、感受起伏变化、给予和接受，并且感受调谐和共鸣。在身体上和生活中，我们会感受到照顾他人和被他人照顾如何带来幸福感。

互惠是一种思考关系动态的方式。一段关系互惠互动的程度如何？我们可以通过评估单次互动过程中轮流发言、交谈和聆听，以及"双向"感的质量来观察互惠，但是单次互动并不能讲述一段关系的完整故事。环境通常会干扰这种关系的平衡性。可能一个人在某一刻有更多需要，而另一个人的出现带来调节的能量，之后他们回归互惠状态。当以同等的意图给予和接受时，照顾是令人愉悦的。在更长的时间中看待一段关系中的互惠时，我们会提出这些问题：这段关系中有持续的互惠邀请吗？这段关系会滋养人际联结吗？这段关系是对称的吗？

在大多数的关系中，平衡会暂时倾斜、得到调整、再倾斜。这种间歇性的不平等会深化关系。在其他关系中，这种流动更频繁地展现出不平衡的模式。当一个人的需求相对于他人的需求似乎总是优先时，这种模式就会出现。一段持续缺乏互惠的关系会让人感到干涸。有时由于意外或者疾病，这种混乱会持续下去，关系平衡也就永久发生了改变，互惠的双向流动被单方面给予关怀替代。

记忆中的互惠经历可以用身心的能力重新创造一段互惠经历，并将其带入生活。治疗师可以帮助来访者识别联结的时刻，并有意识地回到这些时刻。真实的互惠体验很少的来访者可以利用想象中的互惠。治疗师可以帮助这些来访者想象一段互惠的经历并将其带入生活。记忆中的和想象中的互惠训练都可以调动自主神经系统的内在驱力，以实现联结和共同调节。记忆和想象中的互惠时刻可以抑制自主神经的防御系统，激活腹侧迷走神经系统并使其朝安全和联结的方向移动。因为这些是内在的尝试，是独自进行的互惠训练（这个说法是一种矛盾修辞），所以它们可以发生在来访者的自主神经系统因断开联结而感到危险的任何时候。对于缺乏可靠社会支持网络的来访者而言，这些训练提供了一种方式，帮助他们在有需要但无法找到安全的个体时体验与人联结的感觉。进行这些训练可以让来访者开始建立互惠所需的资源。

在非洲的班图语中，"ubuntu"的含义是"一个人只能通过其他人成为一个人"——我是人类因为我归属于他人。经过数十年的研究，我们了解到与社会断开联结和被他人孤立是终生影响生理健康和情绪健康的风险因素。无社会联结以及社会排斥和受伤体验所激活的疼痛通路相同（Eisenberger, 2012）。我们的语言中这样说：我们的心疼痛或者破碎；我们的感情受伤；我们受尽折磨。久而久之，一个独处且孤独的人的自主神经系统会进入习惯性的适应性防御模式，无法再到达安全的生理状态。我们普遍的体验是在他人的存在中感到安慰，在被落下时感到痛苦（Eisenberger, Lieberman & Williams, 2003）。我们生活在鼓励自主和独立的文化中，但是要记住，我们生来就处于联结中。

第一部分　总结

希望就是即使黑暗存在，也可以看到光。

——德斯蒙德·图图（Desmond Tutu）

对于那些被保护模式困在断联体验中的来访者的治疗师而言，多层迷走神经理论给他们带来了希望。通过这种"联结的科学"，他们的自主神经系统可以被朝着安全和联结重塑。在适应性生存反应中被下调的社会参与系统也在等待着被唤醒。来访者的迷走神经刹车完好无损，"功能故障"不意味着某个结构需要训练，而代表着一次安全地进行练习的机会（Porges, 2003）。

自主神经系统的调节是生理健康和心理健康的必要元素。"自主神经系统的状态几乎是人类每一项功能的组成成分。"（Williamson, Porges, Lamb & Porges, 2015）创伤会影响自主神经系统的调节，带来防御系统长期激活的模式。创伤导致的持续痛苦会改变一个人创造和维持健康关系的能力，而这通常会导致个体缺乏社会支持。然后在缺失社会支持的情况下，个体的自主神经系统会感知到危险并进一步远离联结，移动到保护反应上。我们在来访者身上经常会看到这种反馈环路创造的习惯性反应模式，而通过将多层迷走神经理论引入治疗，我们可以帮助来访者识别他们反复出现的反应模式，理解他们所处的环境塑造这些模式的方式。

我们常常会沿着自主神经阶梯上下移动。在一天的生活中，我们会频繁经历这种移动。很多变化的人和联结组成了我们的生活，这个过程中也可能出现自主神经能量的混乱组合。我们的目标是灵活应对自主神经反应层级。

从短缺到富足的变化是强有力的。从多层迷走神经的视角来说，这意味着脱离交感神经系统和背侧迷走神经系统的生存反应，进入以腹侧迷走神经的调节为基础的领域。基于这些基础的神经平台，我们在不可避免地被拉入防御反应时，可以经受住这些常见的时刻，同时感受到腹侧迷走神经的安全状态以及富足感的故事。

通过多层迷走神经理论，我们可以熟悉塑造日常生活体验的机制。基于对多层迷走神经理论基本要素的基础了解，我们就可以将注意力转向探索特定的方法以重新塑造神经系统模式。支持自主调节、引入社会参与系统并使保护反应平静下来的治疗（干预）方法会产生强有力的影响（Williamson et al., 2015）。多层迷走神经理论给治疗师提供指南来重新塑造神经系统，并帮助来访者脱离习惯性的保护模式，进入支持联结的新模式。

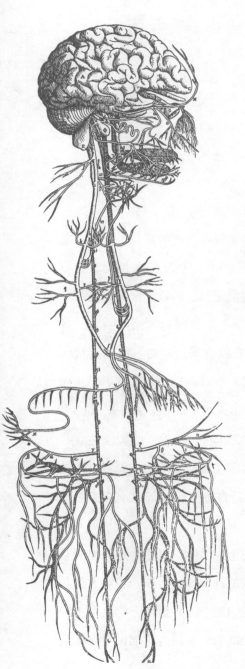

第二部分

绘制神经系统映射地图

好的制图师既是科学家也是艺术家。

——欧文·约瑟夫斯·劳伊斯
（Erwin Josephus Raisz）

不依靠地图去想象一个世界是很难做到的。几个世纪以来人们一直在绘制地图。公元前 8000 年，巴比伦人绘制了天空和星星的分布图。生活在公元 6 世纪希腊的哲学家阿那克西曼德（Anaximander）通常被誉为第一个绘制世界地图的人。谷歌地图在 2005 年发布。如今，在没有通过设备了解到达目的地的最佳路线之前，大多数人都不会冒险行动。具有不同文化背景的人都会使用地图（Blaut, Shea, Spencer & Blades, 2003）。当我们分享地图时，我们就"处在同一页上"，或者说达成共识。人们在迷路的时候会使用地图找到回家的路，而在自主神经系统的映射地图中，"家"就是自主神经层级顶端腹侧迷走神经的安全状态。

来访者对与自主神经相关的生物学知识很感兴趣，他们希望了解这一套"终生搭乘的运载工具"如何运作。成年人和儿童也有兴趣去了解自主神经系统的三个组成模块。绘制自主神经系统映射地图的目的在于，帮助来访者通过详细说明身体反应、信念、情绪和行为，基于安全、危险、生命威胁三种激活状态来阐释自己的生活经历。来访者也可以通过绘制映射地图开始识别参与和激活的个人剖面，这是通往建立安全稳定的躯体感知的第一步。

通过绘图的过程，治疗师和来访者可以就来访者的自主神经系统描述建立共享的理解，使其适应治疗刚开始的阶段。绘图过程会同时引入左脑和右脑的能力，首先是对自主神经系统状态的切身感知（偏向右半球），其次是用来描述经历的语言（偏向左半球）。绘制出来的三张地图会成为来访者自主神经系统运作的实践表征，也可以帮助引导临床工作。其原因在于，腹侧迷走神经状态可以支持对参与模式的重新塑造，而交感神经或者背侧迷走神经状态会抑制这一过程。这使得识别来访者的自主神经状态成为治疗过程中的重要部分。

地图是一种有力的工具，可以帮助来访者建立了解自己在自主神经层级上所处位置的习惯。来访者告诉我，他们会把自己的地图挂在冰箱上或者放在钱包、口袋里，通过练习开始在脑海中想象自己的地图，并使用这些心理地图按时了解自己在自主神经层级上的位置。有研究表明，儿童在四岁的时候就可以使用类似地图的模型（Blaut et al., 2003），因此绘制自主神经系统映射地图在儿童和家庭治疗中也是有用的工具。建立自主神经系统的"家庭语言"有助于管理在家庭工作和家庭生活中不可避免会出现的混乱时刻。夫妻可以利用他们的地图去探索经常使二人寻求治疗的那些不调谐的体验。看到自主神经系统地图中失调状态的能力可以帮助人们理解，某人并不是不愿意处在当下，而是他们从神经生物学角度来说无法处在当下。地图也可以帮助来访者意识到自主神经系统的亲密，即二人共享的腹侧迷走神经调谐状态带来的甜蜜时刻。

绘制映射地图可以塑造关注自主神经觉知的习惯。基础的绘图过程包含三张地图：个人剖面地图（Personal Profile Map）、触发因素和闪光点地图（Triggers and Glimmers Map），以及调节资源地图（Regulating Resources Map）。

地图一，即个人剖面地图，是用来探索"我在哪里？"这个问题的基础地图。来访者可以通过这张地图确认他们在自主神经层级上的位置。这张地图为来访者建立了必要的基础技能以识别自主神经状态。基于此地图，来访者可以描述对应每种状态的身体、想法、感受以及行动标志。

地图二，即触发因素和闪光点地图，帮助来访者回答"是什么将我带到了这里？"这个根本性的问题。触发因素是交感神经和背侧迷走神经活跃的诱发因素；闪光点是腹侧迷走神经点亮的时刻。能够识别它们是很重要的。治疗师在和创伤幸存者沟通的过程中可能会陷入关注失调的循环。由于人脑有内置的负性偏向，所以有必要让来访者注意到安全联结的时刻，否则他们会直接略过这些且无法获取那些自主调节的益处。

地图三，即调节资源地图，是序列中的最后一张地图，它解决的是"我如何找到实现腹侧迷走神经调节的方法？"这个问题。我们有个体调节和互相调节的潜力和需要，而调节资源地图可以用于识别两种调节的资源。来访者的生活经验会影响他们的自主神经系统。鉴于此，来访者会倾向于更加依赖其中一种调节方式。调节资源地图有助于我们注意个体资源和互动资源的出现与缺失，以及建立新的调节通路。

阶梯上的生活

> 从你来到世上的那一刻起，一架梯子就已经放在了你面前，而你可能会越过它。
>
> ——鲁米

绘制映射地图需要使用"多层迷走神经理论的新手指南"（见本书第 007 页）中呈现的阶梯的概念。阶梯的意象传递出了一种对安全转变的感知。在阶梯上移动不需要跳过一段缺口，因此这一意象体现的是从一级到另一级的平稳过渡。梯子总是放在地面上，并提供一种工具让人安全地达到更高的位

腹侧迷走神经
安全
社交
交感神经
动员
战斗或逃跑
背侧迷走神经
非动员
崩溃

置。在这种情况下，背侧迷走神经作为演化源头是梯子放置的地面，而向上的转变引导着我们经过有活力的交感神经状态到达腹侧迷走神经状态下的社会联结。来访者会发现回答"你在阶梯上的什么位置？"这个问题很容易，通过上下阶梯的画面跟进状态的转变也很容易。阶梯地图易于与他人分享，它能帮助来访者建立对自主神经状态的相互理解。

　　使用在阶梯上面上下移动的意象并不旨在暗示好坏，而是旨在表现层级以及腹侧迷走神经状态维持体内平衡的责任。我在临床工作和教学的过程中遇到过一些人，他们恐高并且认为梯子的意象让人不安。我有一位同事创造性地帮助她的来访者把阶梯的上面画得比下面的底座更宽，让来访者能够安全地使用这个意象。我的另一位同事将梯子的图像放平，通过"前后"而不是"上下"的说法来表达对层级的感知。

　　在这些地图中，阶梯被分为三个部分，每一个部分都代表一种自主神经系统的状态（上面三项对应腹侧迷走神经，中间三项对应交感神经，下面三项对应背侧迷走神经），并且通过梯子的层级来体现每种状态下的一系列反应以及在状态之间转变的过程。这三张地图用多层迷走神经的术语给自主神经系统的状态贴上标签——腹侧迷走神经（安全、社交），交感神经（动员、战斗、逃跑），背侧迷走神经（非动员、崩溃）。对来访者来说很重要的一点是有自己的简略表达方式去舒服地谈论自主神经体验，因此地图中的每个部分也提供了空间让来访者创作自己的标签。

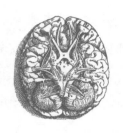

第四章
个人剖面地图

　　个人剖面地图给来访者提供了一种方法，使他们进入自主神经觉知并将知觉引入无法用语言描述的神经觉体验。在来访者创建了自己的地图后，它就可以成为锚点，充当来访者在面对"我在自己地图中的什么位置？"这一定位问题时的参考材料。

　　这种映射的架构旨在维持腹侧迷走神经能量的"临界点"，因此来访者可以安全地激活交感神经或背侧迷走神经状态，处于状态下但不会被状态操纵，并可以有意识地在状态之间转变。治疗师可以将自己的腹侧迷走神经能量带入共同调节过程，以支持来访者安全地在自主神经状态之间转变。虽然绘制地图的人是来访者，但绘图的过程需要治疗师和来访者双方的参与。实现状态之间的转变对很多来访者来说是困难的，并且会导致失调的阶段延长，因此传递安全的自主神经信号、创造共享的亲近体验对治疗师而言很重要。

完成个人剖面地图

首先准备一张空白的个人剖面地图（见本书第 261 页）和彩色记号笔，地图可以用钢笔或者铅笔画，但是我更倾向于在画图的过程中加入颜色。颜色是我们在生命早期就学习到的一种区分物体的方法，有研究表明颜色会引起生理唤醒并对心理造成影响（Yoto, Katsuura, Iwanaga & Shimomura, 2007）。使用记号笔可以使青少年和成年人摆脱习惯的影响，并可以干扰他们在使用钢笔、铅笔或者打字的过程中已经固化的模式。提供彩色的记号笔将来访者的注意力引到地图的绘制上，这不仅是一种自上而下的认知训练，还可以让来访者采用不同的体验方式。儿童还没有习得成年人的工作方式，所以对他们来说蜡笔和记号笔仍然与创造性相关。

在来访者开始绘图的时候，你可以邀请他们选择不同颜色的记号笔来代表不同的自主神经状态。你可以问："你准备用什么颜色来对应交感神经的危险状态、背侧迷走神经的生命威胁状态以及腹侧迷走神经的安全状态？"这提供了一个机会，让来访者通过了解自主神经状态传递出的信息，而非听从对颜色的认知，来做出基于自主神经系统的选择。值得注意的是，我在协助数百人创建地图的过程中观察到，在他们选择的颜色中，灰色或者黑色通常对应背侧迷走神经，红色通常对应交感神经，蓝色或者绿色则通常对应腹侧迷走神经。

在绘制映射地图的过程中，每一种状态都会相对应地被激活，所以很重要的一点是以完成腹侧迷走神经的"安全和社交"部分作为绘图的结束，因为这是你希望来访者在训练结束的时候可以积极地体验的状态。首先完成交感神经部分，然后绘制背侧迷走神经部分。从交感神经到背侧迷走神经状态的转变对应自主神经层级向下移动，这对大多数来访者来说都是一条熟悉的通路。在完成背侧迷走神经的部分之后，完成腹侧迷走神经的部分作为绘图工作的结束。从背侧迷走神经到腹侧迷走神经的转变更有挑战性，并且需要经历交感神经的动员状态。为了支持来访者向腹侧迷走神经调节状态回归，你可以通过呼吸引导来访者恢复能量（叹气通常是来访者的系统在寻求调节的标志），提供来访者的社会参与系统期待的线索（温暖的语气、眼睛注视、通过稍微倾身靠近来示意联结），并解释从离开背侧迷走神经的崩溃状态、离开交感神经的动员状态到进入腹侧迷走神经的联结状态的一系列过程。

映射一种状态涉及激活这种状态并记录下这种状态对应的

特征。当完成地图绘制需要来访者切身地感受交感神经和背侧迷走神经状态时，治疗师需要用滴定技术帮助来访者将这种体验控制在刚好足以绘制映射地图的程度。当来访者处在腹侧迷走神经状态下时，治疗师可以邀请来访者体验"由内到外"的感受，产生一种完全具象生动的体验。让来访者感知他们切身的体验（神经觉）并将这种体验带入意识（皮层知觉）。治疗师可以将来访者的注意力引到想法、感受、身体反应和行为上："对于每种状态，用文字填入这种状态看起来如何、听起来如何、让你感觉如何。你的身体里发生了什么？你做了什么？你有什么感受？你在想什么、说什么？"

当你熟悉了绘制地图的步骤，你就能找到自己的语言来引导这个过程。当你例行地把映射地图介绍给来访者的时候，提供词语以引起每种状态下适当程度的激活就会变得自如。下面呈现了我针对每个阶段通常使用的介绍，以供参考。

交感神经： 回忆你感受到交感神经的动员能量在体内流动的时刻。你可能会感觉自己的系统中流动的能量过多，感到不安，甚至有点儿不知所措。你可能会觉得再来一件事自己就会被压垮。现在就让足够多的这种能量进入你的心灵和身体，感受它，并开始绘制映射地图。

背侧迷走神经： 回忆你感受到背侧迷走神经状态下的断

联、崩溃的时刻，这时你没有足够的能量来使系统运转。如果你身处满是人的房间当中，你会感觉自己和他人之间仿佛有一面树脂玻璃盾牌——你可以看到但是无法触及他们。这可能感觉像抑郁，让你很难找到希望。让这样的感觉一点点进入你的心灵和身体，达到足以感受到它的程度就好，然后再开始绘制映射地图。

腹侧迷走神经：回忆你感受到腹侧迷走神经能量在体内流动的时刻。你感觉一切都还好。不是很棒，也不是完美，而是还好。世界足够安全，你可以自在地生活。将这种时刻引入生活，并让它填满你……从内到外。当这种感觉完全生动起来的时候，就开始绘制映射地图。

在来访者绘制自己的地图时，也让他们注意自己的睡眠情况、饮食情况以及药物使用情况在每个部分受到的影响。

在来访者完成每个部分的时候，请他们完成"我是……"以及"这个世界是……"这两句话。它们可以用来识别来访者在每种状态下的核心信念。尽管这些可能不是新的领悟，但来访者经常会以新的方式认识它们。

在完成地图绘制练习之后，请来访者以绘制的顺序与你分享地图的每一部分，从交感神经到背侧迷走神经，再到腹侧迷走神经结束。和来访者一起使用这张地图，了解他们识别到的身体、行为以及信念的重要标志。在这个过程中，你和来访者可以感受到转变，也会注意到在状态之间转变的困难度或灵活性。当你保持好奇和共情并积极参与来访者的共同调节时，这就是腹侧迷走神经联结的时刻。

有一些来访者很难找到腹侧迷走神经的调节时刻，他们或许会相信腹侧迷走神经能量在自己的神经系统中是缺失的。曾有一位来访者告诉我，她"确信自己的迷走神经受损了"！你和来访者之间在当下的调谐联结可以成为安全社会参与的来源，进而带来可用于绘制地图的生动的腹侧迷走神经状态。你可以询问："此时此刻，在我们之间，在这一安全的空间下，你的自主神经系统在向你讲述什么？"与宠物的联结是另一种找到腹侧迷走神经安全状态的媒介。与动物之间有爱的联结可以引发腹侧迷走神经的反应。针对宠物狗和主人的研究发现，在主人和狗重聚时，主人提升的心率受到调节（Beetz, Uvnäs-Moberg, Julius & Kotrschal, 2012）。在大自然中的体验也会带来生动的腹侧迷走神经状态。研究表明个体与自然的关系对健康有重要的影响（Nisbet, Zelenski & Murphy, 2011）。花时间身处自然环境中会缓解压力（这是基于被试的皮质醇水平得出的结论）并对心理健康产生积极影响（Ewert, Klaunig, Wang & Chang, 2016）。当关系成为失调的来源时，大自然可以提供找到腹侧迷走神经状态的路径。

治疗师可以通过个人剖面地图帮助来访者思考他们在日常生活中最经常体验的是惊慌、过度警戒的交感神经状态，还是迟钝、无反应的背侧迷走神经状态。对部分来访者来说，背侧迷走神经和交感神经反应之间的界限是他们熟悉的，在缺失交感神经的警戒时他们会感到不安全。对另一部分来访者来说，背侧迷走神经状态下断开联结的感觉是他们习以为常的。对很多来访者来说，起始点就是他们"浅尝"腹侧迷走神经能量，并开始适应自己的自主神经系统之前从未接触过的安全状态。对来访者在自主神经阶梯上所处位置的认识可以为治疗师的咨询工作提供帮助。在交感神经或者背侧迷走神经状态下，来访者的自主神经系统被封锁在生存故事中。但是，腹侧迷走神经状态可以带来联结，并使神经系统获得改变的可能性。一旦来访者可以绘制自己自主神经状态的映射地图，治疗师就可以和他一起从自主神经系统的视角评估安全和风险。在咨询快要结束的时候，"你在地图上的什么位置？"是一个可靠的问题，可以用来衡量来访者离开咨询室中的安全状态并回到生活中时，什么对他们是有益的。

有时候来访者做出行为是出于做某些事情的简单意愿。有时候他们的行为是由被未被满足的需要驱动的，因此知道他们自己在自主神经地图上的位置可以提供有用的信息。问题是，行动还是不行动？需要记住的一点是状态驱动行为。决定做出行动可能基于腹侧迷走神经激发的与人建立联结的意愿，也可能基于交感神经驱动的对不独处的需求。前者会带来友谊和互助的体验，后者会带来对联结的持续搜寻。从这个问题的另一方面来说，不行动的决定可能源于希望在深夜阅读中、自我照顾中找到乐趣这种腹侧迷走神经体验，也可能源于伴随与"我不合群"相关的故事而来的背侧迷走神经绝望体验。

与新来访者在治疗早期就完成个人剖面地图是很有帮助的。向处在治疗过程中的来访者介绍多层迷走神经理论时，个人剖面地图也是一个很好的起点。来访者可以通过该地图从不同的方面了解自己。在创建个人剖面地图的过程中，来访者会学习不带评判地回顾自己的经历，将自己的失调视为保护性的尝试，并将自己对联结的需求看作人类的普遍需求。

一位同事与我分享了他和来访者绘制地图的体验：

我在持续与一名五年级女生沟通。她的父母最近离婚了，希望女儿可以找个人聊一聊。最近，我带女孩了解了多层迷走神经理论，并绘制了自主神经系统状态对应的三张地图。在之后的沟通中，我询问她在过去的一周里是否曾意识到自己的自主神经系统状态。她说，有一次，她独自坐在咖啡厅内一张桌子的一边，而她的朋友坐在另一边。当她注意到自己一个人坐着的时候，她问自己是否因为独处而处在背侧迷走神经状态。在思考自己的自主神经反应之后，她判断自己处于腹侧迷走神经状态，并且自己愿意坐在这个位置。

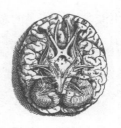

第五章
触发因素和闪光点地图

　　我们所处社会环境中的很多系统，尤其是学校和工作场所中的系统，在建立的过程中并没有考虑到日常生活中个体的自主神经系统在引导参与或者不参与方面发挥的作用，因此这些系统对个体针对安全的自主神经需要并不敏感。在社会环境中"以一应全"已经成了常态，社会认为合理并期待的是顺从的行为。在努力融入的过程中，我们可能会感受到危险信号的出现和安全信号的缺失。当自主神经系统的生存反应取代了社会参与系统并发挥作用时，个体与他人便没有可能进行共同调节。如果没有自主神经系统的视角，那些被自身内在状态阻止而不能融入社会所接受的模型的人就会被评价为不合群的，并且会因为"他们如果愿意就可以调整自己的行为"这一信念而受到批评。责备会产生羞耻，一些人的系统对此不敏感。他们的责备会强化被责备者的自主神经失调。整件事情不再与"到底是什么样"以及"为什么这样"有关，而是针对"这个人是谁"。

第二张地图工具是触发因素和闪光点地图，这张地图把注意力引向激活时刻和调节时刻。我们将激活交感神经和背侧迷走神经防御的危险信号识别为触发因素，将源于安全、成长和恢复这些腹侧迷走神经状态的安全信号视为闪光点。我们的生存取决于对有益和有害经历的准确识别。需要记住的一点是，单单移除危险信号并不足够，我们必须同时感受到安全信号。绘制这张地图的练习可以将注意力引向来访者在三种自主神经状态下的体验。

第二张地图的作用是帮助来访者了解什么可以激活特定的状态转变，并让他们意识到他们的自主神经体验可以被可靠地预测。有可预测感之后，来访者就不会再感到自己只是接受命运的安排。这张地图可以帮助来访者去了解他们通常认为"就这样发生了"的事情。当来访者意识到每种状态都有一些可预测的因素（原因）时，他们就可以开始识别自己在状态之间的移动（结果）。结果取决于原因（Rim, Hansen & Trope, 2013），探索"为什么会这样"能带来一些观察者能量，使观察自主神经状态更加容易。

触发因素

识别触发因素是一种办法，让来访者开始从对"我是谁"的自我批判转换到对"我如何做出反应"的自我好奇。在绘制地图的练习中，来访者会识别这些触发因素，并且将这些触发因素与自主神经系统的状态关联起来。当迷走神经刹车无法放松、重新启动以及维持腹侧迷走神经的调节时，触发因素就会出现，这是神经面临的挑战相对于系统灵活性来说过大的结果。触发因素会带来对危险信号或者生命威胁信号的神经觉，接着自主神经系统就会激活生存反应。这些危险信号会导致交感神经下的动员状态或者背侧迷走神经下的非动员状态。

闪光点

腹侧迷走神经系统会引导我们对闪光点的体验。安全的神经觉会创造与自己、与他人、与环境在放松状态下建立联结的可能性，安全信号带来的闪光点通常可以在腹侧迷走神经激活的时刻感受到。闪光点可以帮助处于生存模式的神经系统平静下来，并帮助神经系统回到自主调节状态。科克等人的研究（Kok et al., 2013）发现，尽管对积极情绪的体验是短暂的，但是它可以建立持久的资源。把注意力引到这些时刻上可以将系统移向临界点，而多个时刻集合起来，它们就可能变得足够重要，进而导致自主神经系统的转变。

完成触发因素和闪光点地图

触发因素和闪光点地图（见本书第263页）使用的梯子模板与个人剖面地图相同。这张地图在腹侧迷走神经部分加入了"闪光点"标签，在交感神经和背侧迷走神经部分加入了"触发因素"标签。这张地图接在个人剖面地图后面，旨在建立来访者对自己在各个状态下的体验的最初理解。练习绘制这张地图让来访者注意到在自己的身体内、在环境中、在关系中发生的什么事情导致了自主神经状态变化。触发因素和闪光点是引起来访者沿着自主神经阶梯上下移动的具体事件。治疗师可以通过问"是什么将我带来这里？"这个问题开始探索。来访者通常先注意到标题的大概念，然后才在帮助下填写实际的具体事件。

背侧迷走神经对应的标题：不被需要

具体事件：我的朋友们计划约会时没有请我加入；我的同事们在交流时没有注意到我。

交感神经系统对应的标题：不被尊重

具体事件：我的朋友们在交流的时候避开我；我的另一半打断我说话。

腹侧迷走神经对应的标题：被看到

具体事件：商店的店员看着我微笑；同事问我今天过得怎么样。

从识别上面广义的标题到定义与标题相关的具体事件这个过程是很重要的。同时，为了了解如何预测、管理，或者再造状态的转变，描述构成每种状态切入点的特定要素也是有必要的。

在绘制第二张地图的过程中，有些来访者喜欢参考他们的个人剖面地图，有些来访者倾向于将最近的经历当作参考。与绘制个人剖面地图的练习一样，绘制第二张地图时来访者也会使用记号笔。首先是触发因素部分，由于痛苦的体验使来访者寻求治疗，因此对应的触发因素通常也容易获取。请你的来访者判断哪一种生存状态（背侧迷走神经或者交感神经）对他们来说最容易说明，然后从这部分开始，绘制完之后再继续绘制另一个状态的部分。交感神经和背侧迷走神经的部分结束之后，再进入探索闪光点的部分。请来访者完成地图的每个部分之后与你分享，每次专注于一个状态可以让来访者更清楚是什么将他们带入这种状态，并看到状态之间的差异。

由于个体自主神经系统情况存在差异，有些来访者可能会觉得对某些状态的探索比较难完成。如果交感神经的动员状态或者背侧迷走神经的崩溃状态是来访者不熟悉的，那么识别与之相关的触发因素会变得更加困难。来访者通常会觉得识别闪光点是绘制地图过程中最具有挑战性的部分，他们发现特定的事件真的会给生活带来闪光点时则会受到鼓励。关注闪光点并不意味着否认来访者那些伴随触发因素而来的体验。触发因素和闪光点都是治疗过程中需要努力去发现的。基于优势的视角提醒我们，健康不仅是让问题不出现，也是让优势出现。我们过去通常将健康理解为疾病和障碍消除，但是我们现在越来越多地认识到，健康是超出这些的，它也包含积极的社会和情绪功能，两方面同样重要。在自主神经系统的视角下，多层迷走神经理论找到了生理和心理健康之间的联系，并明确了解决危险信号、识别安全信号以及为安全信号提供资源的必要性。在完成触发因素和闪光点地图的过程中，来访者被支持去探索他们完整的自主神经体验。

触发因素和闪光点地图帮助来访者基于好奇的立场识别交感神经和背侧迷走神经的敏感性以及腹侧迷走神经的力量。通过识别自己在激活或放松时刻的感受有多么强烈或者微妙，以及这些时刻持续多久、出现频率多高，来访者感受到自主神经反应。考虑触发因素和闪光点的比例是另一种观察反应以及注意其对日常生活影响的方法。随着时间推移，每种标志（频率、强度、持续时间、比例）的变化都可以用来衡量自主神经状态从敏感到适应的变化。

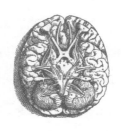

第六章
调节资源地图

　　调节资源地图是基础地图系列中的最后一张地图。在绘制了每种自主神经状态的体验（个人剖面地图）并识别了导致每种状态激活的危险信号和安全信号（触发因素和闪光点地图）之后，来访者通过最后的这张地图获取对自己的调节模式的认识。调节资源地图帮助来访者认识一些个体和互动行为，这些行为可以让来访者脱离背侧迷走神经和交感神经状态，也可以维持腹侧迷走神经状态。在绘制这张地图的过程中，来访者在探索每种状态下个体资源和互动资源的存在和缺失时，可以继续了解自己的自主神经系统。

了解调节

为了生存，我们来到这世上时就有共同调节的需要。宝宝和妈妈会互相参与互惠调节的过程，宝宝会本能地转向妈妈，而妈妈会做出回应，二人共同创造出生理和心理的状态（Apicella et al., 2013）。这种互动体验会调节宝宝的神经系统，并开始塑造他们的个体神经配置。当可预期并且常见的关系破裂时刻出现时，受调节的且调谐的母亲会注意到并对关系进行修复，宝宝在这种互动调节中就能产生安全的体验。有一个例子是，当一位母亲在和宝宝玩的时候转身去和自己另一个较大的孩子互动，宝宝就会感受到失去联结并表现出悲伤（发出声音、伸手、哭泣）。母亲随后会认识到宝宝的失调并通过眼神注视和有韵律的声音重新将注意放到宝宝身上。特罗尼克和雷克（Tronick & Reck, 2009）提到，这种不调谐的时刻或者说互动错位不一定会对依恋产生不利的影响。与之相对，当关系破裂发生且没有得到修复时，宝宝就会开始对未来的互动产生消极的预期。在上述例子中，如果这位母亲没有认识到宝宝的悲伤，或者如果她对宝宝重新联结的需求表现出愤怒，那么必要的修复就不会产生。如果这位母亲处在长期失调的状态，她提供互动调节的能力就会受到影响。这样宝宝的自主神经系统就会进入保护模式，不再去寻求共同调节带来的安全感。对这个宝宝来说，现在生存就取决于自我调节。

在理想情况下，自我调节的能力应该建立在互动调节的基础上。宝宝在与妈妈之间调谐的互动调节中学着进行自我调节。这种自我调节的能力在儿童时期会持续发展，并受到与自主神经系统处于调节状态的他人之间的社会交往的支持。"如果能与一名可以提供支持，能共情、理解和尊重他人情绪的人一起，去体验一个人的感受，那么完全体验这些感受的能力就会大大强化（尤其是在这种感受令人紧张或痛苦的时候）。"（Fosha, 2001）随着自我调节的能力提升，调节和恢复会伴随反应而来。当我们的神经系统可以参与互动调节和自我调节两种过程时，安全、灵活地引导日常生活体验就可能基于此而实现。

针对社会联结的研究发现，联结表现出向下的趋势，而隔绝和孤立表现出向上的趋势（Seppala, Rossomando & Doty, 2013）。如果没有可靠的人可以互动，我们就会转向自己的自我调节技能，进而失去互动调节的机会和通过与他人的联结获得自主神经健康的机会。当我们感到孤独的时候，我们也会感到不安全（Cacioppo & Cacioppo, 2014）。孤独会激活自主神经系统的生存系统。

通过社会参与系统，我们用眼睛、声音、面部和头部的移动来传递和接收安全信号并寻求和提供联结。当我们使用通信设备沟通时，语调、面部表情和肢体语言这些重要但非语言性的元素在传达的过程中通常会丢失。当我们更依赖线上对话沟通时，训练我们社会融入环路的机会就更少。雪莉·特克（Sherry Turkle）是麻省理工学院科技与自我创新中心的主管，她曾说，"面对面的交流是我们做的最体现人的本性、最人性化的事情"（2015）。

过往经验中不调谐的照顾和未修复的关系破裂会影响自主神经系统，使其远离联结，向保护的方向移动。社会隔离和对与社会断联的知觉会导致互动资源匮乏，二者对应的经历都会成为孤独的故事。如果与他人的联结触发了长期存在的对危险或生命威胁的神经觉，使用互动资源的难度就会提高。如果来访者的神经系统在进行社会参与的时候处于失调状态，那么来访者最初可能会认为互动调节是过大的神经挑战。对一些来访者来说，最开始的互动调节资源可能仅仅是坐在一个周围有人出现的地方（例如商场、咖啡店、电影院），在保持安全距离的同时感受他人的存在。

在为了离开交感神经反应或者背侧迷走反应而进行资源探索时，很重要的一点是记住每种反应对应的能量状态。在背侧迷走神经的崩溃状态下，自主神经系统进入了一种"保护模式"。在这种模式下，系统中流动的能量不足以支持调节，要想开始恢复就需要能量平稳地回归。资源不能带来过大的能量转变，否则会带来危险的感受，并将系统进一步推向断联状态。在交感神经的动员状态下，过多的能量在系统中流动。为了脱离这种状态，我们必须找到一种方法安全地释放资源带来的能量。

一些行为稍微改变一点儿就可以成为不同自主神经状态下的资源，运动就是一个例子。运动是人类天生就要进行的活动，也是人类生存的关键和调节的基础资源（Owen et al., 2010）。通过多层迷走神经的视角，我们了解到运动是交感神经激活的关键特征，是背侧迷走神经崩溃状态下缺失的元素，也是腹侧迷走神经联结状态固有的成分。作为转变背侧迷走神经非动员状态的资源，运动可以是小幅度的，甚至是刚好能被感受到的（想象中的而非实施的，这能够激活运动皮层）。个体在交感神经的状态下需要调整运动强度，在腹侧迷走神经的状态下可以品味运动。以走路或跑步作为例子，在背侧迷走神经状态下，走路可能是迈着小而慢的步子散步（或者在想象中迈步），在交感神经状态下是快速奔跑，在腹侧迷走神经状态下是让人精力充沛的、有助于恢复的散步或者徒步旅行。

完成调节资源地图

调节资源地图（见本书第 265 页）与其他两张地图使用了

相同的梯子模板，其不同点在于它用线条将地图划分为两类调节：互动调节（我和他人一起做的事）和自我调节（我自己一个人做的事）。交感神经部分和背侧迷走神经部分的标签是"什么让我离开这里"，腹侧迷走神经部分的标签是"什么帮助我待在这里"。与触发因素和闪光点地图一样，这张地图从交感神经部分还是背侧迷走神经部分开始并没有差异。治疗师可以请来访者从他们最熟悉的状态开始，找出这个状态下自我调节和互动调节的资源有哪些，然后再完成另一种生存状态，最后完成腹侧迷走神经的部分。

　　这张地图和另外两张地图一样也用彩色记号笔绘制，邀请来访者选择分别对应个体资源和互动资源的颜色。基于此设计的画面能够用颜色阐述资源充足和短缺的部分。通过清晰地描绘出自己的现状，来访者可以开始看到效果和结果，并探索在何处以及如何增加资源。

　　在来访者持续建立引导他们回到腹侧迷走神经状态的资源以及训练迷走神经刹车时，绘制调节资源地图的工作是不断进行的。绘制这张地图是治疗的一部分，这个过程聚焦于维持个体资源和互动资源的平衡、在缺失资源的时候创造资源，并将资源引向能够有效恢复腹侧迷走神经安全的行为。这张地图旨在让来访者意识到他们已经使用的资源和目前缺失资源的部分。

在经历了各种尝试调节的方式后，来访者通常会感到吃惊、痛苦。韦氏词典将资源定义为"个体在有困难的时候求助的东西"以及"解脱或恢复的可能性"。当来访者的自主神经系统失调并且在体验适应性生存反应时，转向一个可能带来解脱的行为是非常有作用的。尽管这个资源可能不是有益健康的，但它在尝试解决现状下自主神经系统反应带来的痛苦体验。食物和药物是来访者通常会选择的资源，但是来访者最终也可能希望改变与它们的关系。当来访者理解了确保生存的自主神经需求，治疗师就可以帮助他不带羞耻地看待自己那些充当了资源的反应。

当认识到特定状态下资源的缺失，或者个体资源或互动资源存在不足时，来访者也会感到惊讶。治疗师需要告诉来访者的一个重要内容是，他们的自主神经系统受到过去的影响，也受到现在的调节。通过利用地图中的信息加以引导，在实现系统平衡的过程中，来访者会创造新的资源。

对来访者来说，识别什么让他们脱离背侧迷走神经或者交感神经的失调状态很重要，识别什么资源维持腹侧迷走神经的联结状态同样重要。如果来访者认为绘制这部分的地图比较困难，请他们回看之前确认的闪光点可以促进他对调节通路的认识。由于来访者在失调的状态下进入治疗，他们在绘制这部分地图时可能会认为自己是没有资源的。有些来访者会因为找到一些资源而感到欣慰，但其他人会沮丧于自己的资源过少。在治疗的过程中，所有来访者都会建立无数的资源，并找到适当的个体资源和互动资源来满足他们独特的自主神经需求。

第二部分　总结

我们坚持去做的事情会变得容易，这并不是因为事情的本质发生了变化，而是因为我们对应的能力有了提升。

——拉尔夫·沃尔多·爱默生

（Ralph Waldo Emerson）

自主神经系统是我们自身的监控系统，它在追求安全的同时对危险保持警惕。这一系统通过我们的生理传递信息，在引导我们靠近或者远离人、地方和事物的同时支持互动或者导致断联。在我们进一步了解心理故事的时候，反应会被翻译为关于"谁""为什么"的描述。我们会忘记故事开头的那句话："很久很久以前，有一个自主神经系统产生了反应。"

第二部分开头概述的映射地图序列给来访者提供了一个框架，帮助他们识别特定的自主神经反应模式影响日常生活体验的方式。绘制地图包含一个亲近自主神经反应的过程：治疗师引导来访者关注自己的自主体验，然后治疗师和来访者一起敞开心扉，开放地了解心理故事之下的生理因素。通过绘制这三张地图，来访者开始识别自主神经状态以及自己在不同状态之间进出的方式。他们变成了专业的状态探测器。当来访者能自如地使用映射技能时，他们就会自然而然地开始好奇身边人的自主神经状态。我的来访者经常告诉我，他们会通过自主神经系统的视角看周围的世界。绘制地图的过程提供了一种方法，让来访者可以通过多层迷走神经理论理解自己和他人的行为。

这些是动态的地图，伴随更多腹侧迷走神经调节的实现产生相应的变化。在闪光点持续出现、触发因素被解决，以及资源被创造出来时，来访者会修正自己的地图。阶梯定位框架在被介绍给来访者之后很快就会成为治疗过程中的有效工具。很多治疗师会在治疗过程中留一张空白的地图。"你在梯子上的什么位置？"以及"那种经历在你地图上的什么位置？"这两个问题可以帮助来访者将他们的体验与地图衔接起来。在两次治疗之间，地图能给来访者提供框架去继续练习自主神经觉知，让他们通过短暂、有规律地重温绘制地图的体验提升技能，而这些体验是用新的方式塑造神经系统所需要的。

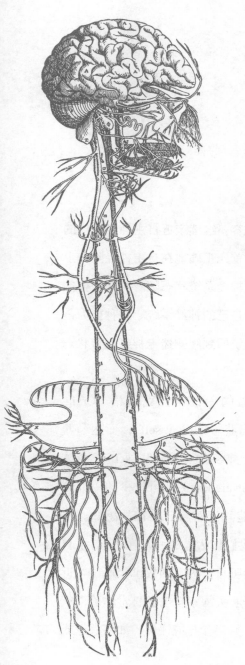

第三部分

引导神经系统

我们必须自己走上这条路。

——佛陀

第三部分延续第二部分的内容，继续亲近自主神经反应的过程，并引入注意的技巧。通过首先正确地在自主神经阶梯上找到自己的位置，然后追踪自主神经系统状态随着时间产生的不同程度变化，来访者可以引导自己的神经系统。这种能力是做出正确的方向修正，进而让系统回到腹侧迷走神经调节状态的必要基础。

　　自主神经觉知是自我体验的一部分。克雷格（Craig，2009）提到过一个有知觉力的自我（sentient self），而达马西奥（Damasio, 2005）描述了一个神经自我（neural self）。身体（自主）意识是自我意识（self-awareness）不可缺少的一部分（Mehling et al., 2011），并会塑造我们对自己是谁的感知。自主神经觉知的能力受损会影响我们作为人的"存在"。有了自主神经觉知，来访者就能学习聆听自己内在的故事。通过亲近和注意技能，来访者开始有好奇心去探索自己的日常体验，审视自己如何独处或与他人互动，如何参与或评价，如何靠近或远离，以及如何表达或保持安静。

　　基于在第三部分中呈现的训练，来访者学习关注自己的自主神经状态，学习将状态与熟悉的心理故事分开后加以体验。这些训练的作用是在来访者开始重新了解自主神经状态激活的意义时，支持来访者对自己的适应性生存反应有更深的了解并接纳它。

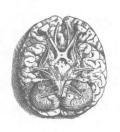

第七章
慈悲的联结

　　亲近的过程让来访者可以带着好奇、不带评价地建立与自己的自主神经故事之间的联结。本章内容建立在基础地图系列的三张地图上，旨在帮助来访者通过艺术作品、音乐、运动和写作探索自主神经觉知的"艺术性"。

练习　艺术地图

　　我发现自己可以用颜色和形状讲述一些故事，这些故事是我无法用任何其他方式、无法用语言表达的。

　　　　　　　　——乔治娅·奥·吉弗（Georgia O'Keeffe）

创造艺术是一种个人的整合体验，即一种可以提升脑部的功能性联结、提高恢复能力的"心流"[①]体验（Bolwerk, Mack-Andrick, Lang, Dörfler & maihöfner, 2014）。我们在创造自主神经系统的艺术地图时会将右脑及其对图像的偏好带入行动。因为右脑更少受到预测的影响，所以在艺术地图中出现的内容通常会带来新的认识。例子之一是，一位来访者曾告诉我，她创建自己的艺术地图时，她的腹侧迷走神经空间内充满了阳光的颜色。每当她画出一点儿形状，阳光就会出现，这让她很惊讶。她过去从来没有意识到自己也生活在那个空间当中。我一遍又一遍地见识到了创建艺术地图的力量，因此我鼓励你邀请所有来访者借此描绘自己的自主神经系统。

创造自主神经系统的艺术地图并不需要来访者成为艺术家，他们只需要尝试的意愿和材料——纸张、绘画工具，以及房间内、咨询关系中足够的安全信号来帮助他们产生腹侧迷走神经状态下的好奇心。孩子们会自然而然地用画纸和记号笔作画。对成年人来说，使用更重、更大的画纸可以避免报纸诱发来自童年的内隐记忆，也可以体现对过程的重视，还可以让他们在绘画的时候超越常用的 A4 尺寸的限制。

[①] 指美国心理学家米哈里·契克森米哈赖（Mihaly Csikszentmihalyi）提出的"心流"，即在做某件事时全神贯注的状态。——编注

艺术地图可以阐释一种自主神经状态或者自主神经层级的三种状态。创建一种状态可以促进与这种自主神经体验的亲密联结，而描绘自主神经层级可以帮助我们认识状态之间的关系。艺术地图的格式和大小只取决于可用的材料和来访者的创造力。来访者可以用旧杂志里的图片在广告板上做拼贴画、用记号笔或者蜡笔画图，也可以用颜料绘画，或者使用自然界中的物体。在来访者确定了艺术地图的风格之后，治疗师就可以鼓励他们让自主神经系统引导自己。创造艺术地图是一种个人的体验，每张地图都有它自己的形状、风格和故事，过程和结果都是创造艺术地图的重要部分。当来访者的地图完成之后，请他们将你带入创造过程，并告诉你地图的故事。艺术地图可以在咨询过程中创建，也可以在两次咨询之间由来访者自行创建后带回来分享。很多来访者很享受在家里找材料并绘制自己的地图。在你看着来访者绘制艺术地图时，有一些来访者可能会感到自己的自主神经系统在向保护状态移动。对他们来说，在家里绘制地图通常可以带来足够的自主神经安全感。

练习　三件物品：展示和讲述

请来访者选择三个物体分别代表自己的三种自主神经反应状态。你可以让来访者使用沙盘中或办公室内收集的物品，也可以请来访者从家里带来这三样物品。如果来访者愿意，你也可以和来访者走出办公室去散个步，并寻找这三样物品。请来访者感受自己的自主神经反应，以决定哪种物品可以代表相应的状态，并去探索选择的过程。是什么引导来访者选择了那个物品？他是如何做出决定的？选择代表哪种状态的物品最困难，代表哪种状态的物品最容易？然后请来访者向你讲述每个物品对应的故事。有一位来访者曾告诉我："对应背侧迷走神经我选择了这个头断了的瓷器天使，它的头在家里的某个地方但是我找不到，这就是我的感受——脱离身体、迷失。我知道自己的其他部分就在周围某个地方，但我似乎无法找到它。"这是我最喜欢的故事之一。邀请你的来访者找一个可以代表自己腹侧迷走神经状态的小物品并随身携带，用这个有形的物品提醒他们腹侧迷走神经状态是存在的，这是他们了解并且可以拥有的，尽管可能只存在片刻。

练习　沙盘：将你的地图带到沙子中

使用沙盘带来的动觉体验提供了另一种了解和感受自主神经系统状态的方式。沙盘让来访者可以通过物体、隐喻以及沙盘中的故事将自主神经系统的反应模式视觉化，也可以让治疗师和来访者共同进入后者的自主神经系统。邀请来访者在沙盘中创建自己的自主神经层级是另一种观察个人剖面地图的方式。有一些来访者会用有趣的物品将沙盘分成三块区域，有一些来访者则随意地让每种状态占据所需的空间。因为沙盘在来访者建立联结时会提供必要的距离，不会带来过大的神经挑战，所以沙盘可以用在刚开始绘制地图的阶段，帮助来访者安全地探索每种状态的完整体验。当来访者在沙盘中创建出每种状态时，邀请他们与你分享对应场景的故事。

沙盘让来访者可以通过使用物体表征离开交感神经或者背侧迷走神经的失调状态，以及培养腹侧迷走神经状态，这使它成了探索调节资源地图的重要方式。初始的沙盘创建好后，邀请来访者在其中添加物品，并在他们引入不同资源时尝试让状态发生转变。在沙盘上构建对应腹侧迷走神经状态的场景是一种探索协调的神经系统体验的强有力方式。请你的来访者拍下他们的腹侧迷走神经对应的沙盘世界。这张照片可以帮助他们回忆起建造沙盘时的记忆，并唤醒腹侧迷走神经体验。

练习　书写自己的节奏：状态的故事

对我来说，写作简单而言就是通过手指思考。

——艾萨克·阿西莫夫（Isaac Asimov）

写作通常被视为一种理解事情的方式，它帮助我们组织经验并经常能带来新的视角。写作的过程是多层次的，它会结合大脑中几个不同的区域，同时要求我们的视觉、运动和认知技能参与进来。写作是一种自上而下的体验，而邀请来访者进入绘制映射地图的训练是"让他们的状态得到表达"，并通过与自主神经通路的联结收集用于写作的信息。当来访者完成一部分写作时，邀请他们与你分享，然后与他们社交支持网络中的其他人分享。分享会将个人的写作行为变成一种共鸣和互惠的互动行为。

书写一种状态

聚焦一种状态可以让来访者对该状态有充分的了解。对失调状态而言，写作行为让来访者可以从旁白的角色审视对应的状态，描写对交感神经或者背侧迷走神经失调体验的反思可以支持他们安全地重新审视这段经验。在来访者写作的时候，他们可以对神经觉产生知觉，并思考什么词语能够准确地传达他们自主神经系统的体验。描写对腹侧迷走神经调节体验的反思是一种让来访者有意识地品味这种体验的方式。在来访者将安全与联结状态对应的故事变得鲜活，并用词语来表达对它的赞扬时，请来访者在写作过程中运用自己所有的感知。

书写状态的循环

描写反应的节奏让来访者意识到自己的习惯性模式，这种形式的写作可以帮助来访者感知状态之间的关系。请来访者注意他们如何在状态之间移动。有卡住的地方吗？他们是如何被卡住的？有心流吗？他们对心流的感受如何？

尽管写作不是每个人的首选方法，但是对一些来访者而言写下词语会增加清晰感。这些来访者通过写作来了解自己自主神经系统的模式并聆听状态的故事。

练习　音乐地图

你知道我们的灵魂是由和弦组成的吗？

——列奥纳多·达·芬奇（Leonardo da Vinci）

在日常生活中，我们身边一直有音乐的陪伴。音乐的起源是很古老的，每一个已知文化中都有证据表明人们会制作音乐（Schäfer, Sedlmeier, Städtler & Huron, 2013）。对自主神经系统来说，音乐既是调节器也是活化剂。人对音乐的反应包括脑部与加工情绪的相关区域激活、荷尔蒙水平受到影响，这些反应似乎被深深嵌在神经系统中（Chanda & Levitin, 2013）。音乐可以传递代表安全的声音，也可以发出对生存的呼唤。社会参与系统涉及的肌肉（面孔、头部、中耳的肌肉）在听音乐和制作音乐的过程中都处于活跃状态（Porges, 2010）。从自主神经系统的角度来说，低频率和高频率的声音会导致对不安全的神经觉，人类声音的频率则可以带来对安全的神经觉（Porges, 2010）。音乐让我们动起来，不仅是让身体处于运动状态，也引起自主神经状态的转变。

美国作曲家艾伦·科普兰（Aaron Copland）在他的书《如何听懂音乐》（*What to Listen for in Music*）中描述了听音乐这件事情愉悦感官、让人印象深刻的一面。在愉悦感官方面，我们在听音乐的时候是不进行思考、不考虑什么的。科普兰描述了我们如何畅游在音乐当中，以及一个音符如何改变房间内的氛围（Copland, 1998）。我们通过神经觉来感受音乐并激活一种自主神经状态。在表达层面，我们能够听出音乐传达的情绪；在我们将自己的意义与音乐联结时，神经觉就会进入知觉范畴。

我将一位来访者称为我的"音乐学家"。她让我了解到音乐的力量，启发我利用音乐去安全地探索交感神经和背侧迷走神经状态的记忆，用音乐去拥抱这些真实的体验。她向我展示了歌曲在加深与腹侧迷走神经调节之间的联结方面具有的力量。基于她的经验，我开始邀请来访者创建他们自己的播放列表并带到咨询中分享。我也开始让来访者对音乐进行选录，并开始与他们探索什么音乐节选片段可以激活每种自主神经状态。

音乐注定是要在不同的人之间分享和共同感受的。有一种理解音乐的方式指出，和他人一起听音乐可以实现将人聚在一起这一演化目标，它让人们互相关心、彼此在意（Schäfer et al., 2013）。共享的听音乐体验是非常有力量的，列维京（Levitin, 2016）提到，与他人一起听音乐带来的结果包括共情增加、信任提升以及社会联结。与来访者一起创建播放列表，并分享、聆听以及感受其中的音乐是一种有意义的互惠体验。

一个播放列表中的音乐可以侧重于腹侧迷走神经状态，其中的歌曲要能够引发在安全和社交范畴内的反应，包括平静、兴奋、激情、关怀、联结、玩耍、庆祝、愉悦、放松以及恢复。邀请来访者创建不同的播放列表为不同的腹侧迷走神经体验提供资源，并开始针对那些能引发腹侧迷走神经安全和联结体验的歌曲建立歌单。

另一个播放列表可以用来通过音乐重新感受那些失调的时刻。在这个过程中听歌的人、乐器和声音都处在共同的体验中。有越来越多的证据"表明享受音乐中的消极情绪会产生'自相矛盾'的效果"（Hall, Schubert & Wilson, 2016）。来访者会陷入其中，甚至去品味那些交感神经和背侧迷走神经下的痛苦时刻。如果不是通过音乐进行感受，这些痛苦会过于强烈并让他们的系统难以承受。当音乐与来访者的情绪相匹配时，自主神经系统的共鸣让他们有可能去安全地触碰痛苦。

通过纳入可以引发每种自主神经状态的歌曲，音乐列表也可以用于创造状态随反应循环改变的体验。请你的来访者选择每种状态对应的歌曲，并将这些歌曲排序，在象征失调的歌曲中分散放置象征安全的歌曲。这种听歌体验会带来在状态之间进出的稳定流动，让状态转变有可能发生，并让腹侧迷走神经能量产生强烈的调节作用。

一旦来访者创建了自己的播放列表，与他们的音乐资源建立联结就变得简单。音乐可以随时随地去听，并且容易获取，这使其成为稳定可获得的调节资源。使用音乐去调节或者强化自主神经系统的状态不需要付出很多努力。音乐在日常生活中很常见，因此通过音乐来获得安慰是一种自然反应。

练习　跟随地图移动

运动从来不说谎，它就像一个晴雨表，向一切能读懂它的人告知灵魂的状态。

——玛莎·葛兰姆（Martha Graham）

跟随地图移动这个练习让来访者能够深入探索与单一状态

的关系，或者有意识地探索他们对自主神经层级的体验。这些练习在一系列治疗环境下都是有用的，包含个体治疗、夫妻治疗、家庭治疗以及群体治疗。在每种治疗环境下，来访者被要求去创造一个代表单一自主神经状态的动作。大多数来访者发现他们可以维持坐着的姿势，并用手的活动来安全地参与这些训练，有一些来访者则认为保持站立并活动全身更加安全。

将动作映射的技能介绍给来访者，让他们首先联结单一状态并通过动作的形式表达，然后尝试通过关联不同的动作来实现状态之间的转变。动作可以用来帮助来访者了解被激活的状态，通过有意识地创建动作来诱发状态的转变，以及强调腹侧迷走神经的安全状态可以给闪光体验提供资源。腹侧迷走神经对应的动作通常是循环流动的，交感神经对应的动作通常是磕磕绊绊的、迅速的，而背侧迷走神经对应的动作通常是缓慢且吃力的。

复制（mirroring）动作被证实可以提升人与人之间对身体以及情绪的理解，可以强化联结感，并提升对动作被重复的那个人的共情（McGarry & Russo, 2011）。当你参与到来访者的动作中时，运动会成为自主神经系统的共鸣体验。治疗师经常告诉我，在复制来访者的动作时，他们可以用一种新的方法理解对方的自主神经体验。邀请你的来访者找到能代表自己某种自主神经状态的动作，然后复制他们的这些动作。如果治疗过程有其他的参与者，你也可以邀请他们参与到复制的过程中。再询问来访者，在你或者其他人和他一起动的时候，他有怎样的感受。你自己有怎样的自主神经反应？其他参与者有什么反应？曾经有一对夫妻共同来治疗，丈夫告诉我，他从没有理解过他的妻子对她交感神经系统状态的描述。但是当他模仿她的动作时，他的自主神经系统理解了对方过去一直想要传达的内容。

要想通过动作帮助来访者尝试状态之间的转变，你首先要确保他们对应腹侧迷走神经状态的动作足够强，可以支持他们回到调节的状态。你可以通过操纵在每种状态下所处时间的比例来测试其强度。从延长腹侧迷走神经动作的时间、缩短交感神经和背侧迷走神经对应动作的时间开始。在来访者对使用腹侧迷走神经动作的能力有把握之后，改变不同状态的时间比例。来访者对自己回到调节状态的能力的信心需要被滋养。积极参与来访者的动作体验是重要的共同调节因素。对一些来访者来说，经历一系列状态转变是一种他们不熟悉甚至未知的体验。他们习惯于被拖入一种状态、无法找到出路。而你的腹侧迷走神经"锚点"和共同调节行为可以让尝试过程变得安全。

在所有跟随地图移动训练中，请来访者轮流进行引导和跟随。尝试两种角色是很重要的。引导的角色让来访者聆听自己内在的声音，并将自主神经觉知带到动作中；跟随的角色可以让来访者注意到其他人的自主神经系统如何通过动作表征状态。引导和跟随可以使来访者建立对调谐的两个方面的意识。针对儿童，你可以把这种复制训练设计为自主神经系统的"请你照我这样做"游戏。

练习 雕塑

当你将速度放慢，足够去进行雕塑时，就会注意到种种过去不曾注意的事。

——卡伦·乔布·坦普尔顿（Karen Jobe Templeton）

雕塑是一种要求我们从多个角度和视角进行观察的艺术形式。观察雕塑的人体形状会带来一种个人的、熟悉的感觉。通过双人训练或者使用人体模型的方式，雕塑自主神经系统的状态让来访者能够将内部状态带到外部物体的形态中，并安全地探索状态的故事。

在双人雕塑训练中，来访者扮演雕塑者的角色，另一个人扮演塑像的角色。请来访者选择一种自主神经状态进行雕塑，并邀请他们在内在意识与外在行为之间移动，先聆听这种状态然后再雕塑，并在雕塑慢慢成形时重复这一过程。通过交流和触碰，来访者可以将另一个人（你、他们的配偶、家庭成员或其他小组成员）"塑造"成他们选择的自主神经状态对应的形状。雕塑的过程会将雕塑者和扮演塑像的人带入共享的自主神经状态。

另一种雕塑的方式是使用带关节的木质人体模型。人体模型尺寸多样，小尺寸（14厘米左右）的模型适合拿在手里塑形。人体模型在手里的触感会带来内在体验和外在表征之间持续的联结。在自主神经状态和故事是咨询中的焦点时，用大尺寸的模型来塑造和展示是合适的。在咨询之外，人体模型让来访者能够继续注意自主神经系统的状态，并建立对自己的自主神经映射能力的信心。

塑造人体模型来匹配一种自主神经状态要求来访者能够停下来、留意以及创造一个匹配感受的姿势。使用有关节的模型时，来访者可以通过调整模型来探索特定的状态。在激活点和调节点停下来，请来访者使用他们的模型来"识别和表征"自己的自主神经状态。这种识别-表征练习也可用于在治疗开始时说明沟通的方向，以及在治疗结束时审视来访者的自主神经状态，包括他们安全地回归日常活动需要什么支持。人体模型也是尝试状态转变的重要工具。在雕塑的这种运动形式下，来访者可以塑造和重塑他们的模型以观察和感受在状态之间的移动，来访者在改变塑像姿势的同时会感受到自身自主神经系统能量的改变。

在夫妻治疗和家庭治疗中，你可以采用"塑造-分享"训练，这一两步骤的练习可以用来阐释在治疗过程中出现的状态，或者用来反思先前体验的自主神经动态，并将其当作沟通的焦点。邀请每一位参与者分享他们的模型然后将模型放到一起，这个分享的步骤首先通过无言的沉思进行，然后再加入声音来讲述自主神经的故事。

练习　空间映射

空间映射让来访者能够通过身体上的移动安全地了解自己自主神经系统的状态。这一训练鼓励来访者主动进入或者脱离某种状态，并通过在治疗室内的移动掌握在状态之间转变的技能。很多来访者会被自主神经的生存状态绑架，感觉自己陷进去了、无法恢复，因此这个练习可以帮助他们体验身体上的移动并对抗被困住的感觉。在训练中，除了经常会体验到的交感神经动员状态以及背侧迷走神经非动员状态，很多来访者也要去主动探索自己并不熟悉的腹侧迷走神经状态。来访者因在空间中移动而产生的控制感会转化为在日常生活中于状态之间转换的能力。积极注意这些有意的转变可以让来访者更加相信转变是安全的、调节是有可能发生的。

在练习开始时，请来访者在房间中确定每种自主神经状态对应的空间，并开始在空间之间移动。如果房间很大，请充分利用所有空间。如果你无法使用比较大的空间，就可以利用办公室内特定的椅子或者不同的角落来对应不同的状态。将不同的状态摆开，就可以呈现出自主神经系统的层级。如果空间足够大，各状态所占的空间可以摆成一排或一列；如果空间比较小，各状态也可以呈环形排列。

从有意地构建体验开始，先短暂停留在交感神经和背侧迷走神经的空间内，随后将腹侧迷走神经的空间用于"休息和调节"。和来访者一起在不同状态的空间之间进出，帮助他们感受状态的转变、状态之间的关系以及腹侧迷走神经下的安全状态作为资源的出现。和来访者一起行走，让他们在失调的状态下产生不孤独的体验（而这通常是一种新的体验）。听到"我在和你一起走"这句话，以及你陪伴在他们身旁的体验，可以使来访者在不同空间之间移动时获得安全感和被支持感。开始的时候通过共鸣而非言语来推进这种体验，之后再通过叙述新的故事将内隐的自主神经体验带入外显的觉知。

个体探索

请来访者待在每种状态对应的空间下并叙述该状态的故事，同时这些故事要包含身体体验、感受、行为冲动、想法和记忆。如果双重意识（对内在现实和感觉的意识）开始下降，状态变得过强，就需要引入更多的腹侧迷走神经能量。要实现这个目标，可以让来访者回到指定的腹侧迷走神经空间，或者注视这一空间，再或者抓住一根一端固定在该空间中的绳子或丝带（它可以是真实存在的，也可以是想象中的）。在开始时，来访者通常会报告，一条一端系在腹侧迷走神经空间中的真实丝带会带来安全感，握着丝带并感受这种客观联结带来的安全感让他们有足够的返回安全状态的信心，并能够进入交感神经或者背侧迷走神经的空间。（本书第253页的"自主神经导航"冥想是这一训练的很好补充。）

互动探索

共同调节是一种重要的自主神经体验，也是来访者通常会缺失或者因其感到痛苦的体验。本练习旨在识别自主神经模式，尝试使用调节的资源，并探索从交感神经状态、背侧迷走神经状态中恢复的方法。在开始时，请来访者移动到任意一个失调状态所对应的空间中，去面对这一状态的弱化形式，感受该状态但是不要陷进去。

识别：认识来访者当下的自主神经状态，与来访者一起为其命名，并请他向你描述自己的状态。

接触：开始探索进入与来访者之间联结的方式，留意状态转变开始发生的时候。尝试那些能支持在空间上安全靠近的行为，与来访者一起追踪在你提供不同的联结时他的自主神经系统会产生怎样的体验。当下神经觉传递的是什么信息？安全信号是什么？一直尝试直到找到适当类型、适当数量的接触。

共鸣： 与来访者在自主神经系统状态对应的空间中共处。让你的腹侧迷走神经能量包围来访者，然后一起处于放松的状态。

调节： 帮助来访者注意你的腹侧迷走神经如何影响他的状态，并尝试用调节行为引入他的社会参与系统。当来访者感到联结开始建立，并且朝着调节状态转变的时候，就开始一起在空间中移动。

如果来访者的体验中不包含腹侧迷走神经状态，就尝试用一些方法中断他们的习惯性模式，并在他们的循环中加入腹侧迷走神经状态的调节体验。通过你的社会参与系统（声音、目光等）提供共同调节的时刻。如果来访者从前没有足够的机会去练习迷走神经刹车，那么开始回归腹侧迷走神经调节状态以及维持这一状态都可能会有挑战性。如果在迷走神经刹车的放松和启动方面没有足够的经验，来访者就可能可以设法回到腹侧迷走神经状态，但是很难维持这种状态。这种状态的陌生感会引起对危险的神经觉，导致他们回到交感神经的动员状态，从而形成在腹侧迷走神经和交感神经状态之间来回转变的模式。要改变这一模式，就需要注意它、给它命名、追踪它，尝试在状态之间移动，同时每次延长一点儿处于腹侧迷走神经状态的时间。当来访者练习使用迷走神经刹车时，要找到刚好适当程度的挑战来延伸他的腹侧迷走神经安全体验。

另一种常见的模式是背侧迷走神经和交感神经状态的循环。在这种模式下，当来访者开始从崩溃中恢复时，动员状态会引发危险感。而当交感神经系统的能量变得强烈、恐怖且无法控制时，它就会引发自主神经生存反应，并导致来访者退回崩溃状态。来访者需要积极的共同调节来成功地找到返回腹侧迷走神经联结状态的方式。在来访者的崩溃状态和背侧迷走神经系统下的绝望感开始改善，能量又开始流动的时候，治疗师通常会有一种安心的感觉。这一情景下治疗师很容易被诱导去想"我的来访者还好，正在回到调节状态，我现在可以休息了"。而实际情况与之恰恰相反，这个时候治疗师需要与来访者保持紧密的联结。当来访者开始走出背侧迷走神经的非动员状态时，能量的搅动通常会同时带来解脱和相应的惧怕。此时治疗师需要继续积极地进行共同调节，引导来访者经过交感神经的动员状态到达腹侧迷走神经的安全调节状态。

家庭和群体

在进行家庭或者群体治疗时，有很多人会在认定的自主神经空间中移动，提供对相关模式的视觉表征。此时矛盾的反应和混乱的反应可能可以直接看到或者感知到。治疗师可以利用"定格时刻"来停止参与者的行动，邀请他们"识别和报告"个人反应，并使他们的视野拓展到容纳空间全貌的程度。通过行为来观察系统的方法可以提升所有参与者在这个系统中的意识。在定格时刻，邀请参与者尝试可能让他们进入联结或者脱离联结的行为。请来访者在空间之间移动可以让他们在联结和分离的同时"识别和报告"移动对自主神经系统的影响。

你可能会选择将某一个人认定为腹侧迷走神经的锚点，并在调节系统的过程中支持这个人。在回到调节状态之后，伴随着另一个人成为腹侧迷走神经的锚点，这一过程可以再次启动。在家庭和群体治疗中，探索成为系统中的锚点能让多人受益。

夫妻

进行夫妻治疗时，很重要的一点是双方都需要体验成为锚点、跟随锚点的过程，都去尝试提供和接受调节的行为。提供和接受的举动通常伴随他们自身自主神经系统中的故事，并会诱发习惯性的反应模式。请从来访者经历的每个方面支持他们从神经觉到知觉，再到讲述体验的转变。

治疗师学习

和一位同事或者一群同事尝试这一训练：针对来访者已激活的交感神经系统或者背侧迷走神经的崩溃状态，你的自主神经反应是什么？你如何维持腹侧迷走神经的调节？你如何接触以及接近一位处于失调状态的来访者？试验在每种状态下与来访者会面。

通过创造性的艺术体验来建立自主神经觉知可以支持来访者获得聆听自己状态的故事的能力。到达意识的通路有很多，而来访者将会被其中能带来安全信号，并且引导他们朝体验移动的部分吸引。当来访者开始了解自己的自主神经状态时，他们就会更加好奇并且希望了解更多，准备好去探索并且愿意尝试新的训练。

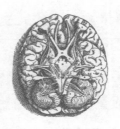

第八章
安全地意识和注意的能力

保持注意。这是我们要做的无止境的正事。

——玛丽·奥利弗（Mary Oliver）

本章中的练习以来访者的亲近技能为基础，指导来访者注意自主神经系统状态的实践。注意的能量是一种"亲密和体贴的关心"，以及一种"导致想要了解更多的普遍兴趣"（《韦氏词典》）。正如亲近是一种善意的举动，注意也根植于富有关怀的腹侧迷走神经状态。

练习 留意和命名：成为专业的状态探测员

当我们留意到自己的自主神经系统体验时，我们就有机会主动参与其中，而不仅是被动参与。重新塑造个体与某种唤醒体验之间的关系，以及用不同的方式理解激活的过程被称为重新评估（reappraisal），它始于用新方式重新参与体验的一系列过程（Garland, Gaylord & Park, 2009）。积极的重新评估可以提升心血管功能并减少对威胁的关注（Jamieson, Mendes & Nock, 2012）。从多层迷走神经的视角出发，重新评估是一种通过主动使用迷走神经刹车来提升腹侧迷走神经张力的办法。当我们命名一种反应并对其进行分类时，就可以改变对该反应的认知。来访者如果能够区分三类自主神经状态下的反应，就可以开始培养识别状态的技能。有能力正确地、可预测地识别自主神经状态是中断习惯性反应模式的前提。因为不同的自主神经状态需要不同的调节反应，所以准确的状态信息对选择适当的干预方式很重要。

作为留意和命名训练的第一部分，留意要求来访者关注自己的自主神经系统，与当下的神经觉建立联结并转向它，将其带到主动的意识中。留意可以将自主神经体验引入知觉，基于知觉来访者就可以进入练习的命名部分。

留意和命名技能虽然难但是重要。很多来访者习惯性地处在脱离身体的状态下，将其当作一种适应性保护反应。这些来访者容忍身体意识的能力是有限的。当身体是痛苦的来源并且承载着创伤记忆时，为什么要待在身体里呢？然而如果来访者与自主神经觉知断开联结，他们的状态就会自动变成他们的故事。当来访者预估自己能够识别自主神经状态时，那种处在黑暗中、陷入混乱的感受就会减弱。知道自己在映射地图上的位置可以让体验有组织感。停下来留意和命名可以中断来访者旧故事的自动转变，并开始建立将状态与体验分离的重要能力。

　　留意和命名练习的四个步骤如下：

- 与自己的想法、感受以及身体的感知和谐相处；
- 留意自己在自主神经系统映射地图上的位置；
- 命名状态；
- 唤醒好奇心。此刻可以从自己的自主神经系统中了解到什么？

　　坚持这一训练，直到它变得容易完成，可以自动进行。

　　将这个练习教给来访者并让他们在咨询过程中加以使用，有规律地停下来进行留意和命名。写下步骤然后让来访者带回家，鼓励他们经常使用这个技能。经过反复练习，找到自己在自主神经映射地图上的位置就会成为来访者的一种习惯。

　　与来访者的留意和命名能力同样重要的是我们作为治疗师

明确自己在自主神经映射地图上所处位置的能力。治疗师如果缺乏了解自身自主神经状态的能力，就无法识别失调的时刻并回到调谐状态，也无法提供安全、可预测的腹侧迷走神经系统，而这些是治疗关系中不可缺少的部分。

练习　四张地图追踪

四张地图追踪工作表模板（见本书第267页）建立在留意和命名训练的基础上，它让来访者能够发展技能去识别并明确地表达自己当下所处的自主神经状态。工作表模板包含四部分的地图，来访者可以在一段时间内逐次填写。来访者首先需要标记自己在自主神经阶梯上的位置，然后通过文字或者图片简要描述此时的状态。这个工作表的一种使用方式是用来记录咨询的过程。来访者可以在四个部分分别填写刚开始咨询、咨询过程中的两次暂停，以及咨询结束时的情况。当来访者熟悉了这个过程，这个工作表也就可以用在咨询之外。一些来访者选择安排特定的时间来观察自己的状态，一些来访者选择在感受到自主神经状态的拉扯时停下来记录自己的状态。为了关注在一天时间内自主神经系统状态变化的路径，我通常会要求来访者早上一醒来就完成一张地图，在一天之内的其他时间分别完成两张地图，然后在一天结束时完成最后一张地图。

练习 每日一汤

每日一汤练习旨在帮助来访者在一天结束的时候反思自己当天的自主神经系统体验。在"熬汤"的过程中，来访者需要确定当天整体的自主神经张力，并反思那些添加在一起进而形成了自主神经张力的单独体验。该练习利用来访者的腹侧迷走神经能量帮助他们后退、观察，并让他们积极反思他们在当天走过的自主神经通路。

每日一汤工作表模板（见本书第 269 页）帮助来访者注意安全和联结的体验，以及有控制感的时刻，后者在被激活的生存反应引起的混乱中有可能被漏掉。负性偏差可以部分解释这种忽视腹侧迷走神经体验的趋势。负性偏差是一种适应性生存机制，它使人们更倾向于关注消极的信息和体验，而不是积极的信息和体验（Norris, Larsen, Crawford & Cacioppo, 2011）。

把自主神经张力想象为一碗自制汤，一碗在一天当中总是在变化的汤。原料给汤带来各种味道，最后产出的汤是独特的。我们整体的自主神经系统状态（汤）会受到腹侧迷走神经、交感神经和背侧迷走神经能量（原料）的影响。在汤的比喻中，有些原料味道更浓烈（突发和极端的状态转变），有些原料调味更加温和（状态内细微的转变）。

这张工作表可以帮助来访者写出他们"每日一汤"的食

谱。这张表可以通过两种方式完成，既可以先给汤命名再去找原料，也可以先找到原料再看能熬成什么汤。如果来访者对自主神经系统的张力有很强烈的感知，他们可以从为其命名开始，然后再去探索是哪些体验混合得到了这一结果。或者，来访者清晰地记得当天的体验，并选择先命名这些体验再看能熬成一碗什么汤。对于无论哪种方式都很重要的一点是，来访者需要寻找的东西不仅包括那些强烈的体验，也包括那些能稍微激活状态的事件。请来访者既要去寻找那些相似的、可以支撑某一个主题的体验，也要去寻找那些异常的、可以增添不同能量的体验。在来访者填写工作表时，他们会注意到腹侧迷走神经、交感神经以及背侧迷走神经的激活如何因它们的频率、持续时间和强度不同而带来独特的整体张力。持续参与这一过程可以帮助来访者建立回忆自主神经反应的习惯，也可以帮助他们说明哪些状态混合形成了整体的张力。

注意的"金发女孩指南"

如果一个人不知道这三件事他将无法长寿：对自己来说什么过多，什么过少，什么刚刚好。

——斯瓦希里谚语

金发女孩效应（Goldilocks effect），或者说金发女孩原则，是从经典童话故事《金发女孩和三只熊》衍生出来的术语。在故事中，金发女孩试图找到对自己来说正好合适的粥、椅子和床。金发女孩原则是指找到两个极端之间的最合适的空间，它被应用到很多领域。对地球科学家来说，"金发女孩区域"是一个星球上能支持生命存在的宜居区域（Sumner，2016）。针对婴幼儿学习的研究发现，宝宝会寻求那些视觉和听觉信号方面新奇事物数量或者复杂程度正好合适的环境（Kidd, Piantadosi & Aslin, 2012, 2014）；成年学习者关注的体验则包含适当程度的复杂性，能引起适当程度的唤醒（Yerkes & Dodson, 1908）。

通过多层迷走神经的视角看待事件时，我们每个人体内都会有自己的金发女孩状态范围。我们的自主神经系统在适当、过多和不足之间发生或多或少的移动，个体在此刻感觉"刚刚好"，而下一刻就可能感觉过多或者不足。

跟随金发女孩式的试错过程，来访者可以记录自己的自主神经反应并寻找那些在自主神经感受上正好的体验。如果感受过度，他们就会进入交感神经的焦虑状态；如果感受不足，他们就会感受到背侧迷走神经崩溃的孤独感。治疗师可以帮助来访者尝试那些带来适当数量的神经挑战的行为，直到他们找到最适合自己的点。

练习　金发女孩工作表

金发女孩工作表（见本书第 271 页）提供了将注意力引向事件，并沿着适当、过多、不足这个连续体进行持续追踪的方法。这张表遵循自主神经系统的演化层级，其中"适当"对应最新的、腹侧迷走神经的激活点；"过多"伴随交感神经系统的触发；"不足"则代表背侧迷走神经系统带来的空虚感。这张工作表很简洁，令来访者可以快速上手使用。来访者沿横轴在时间上移动，沿纵轴用几句话来标记适当、过多和不足的事件。来访者可以回顾已完成工作表中的事件来寻找适当、过多、不足三种状态对应的经历，也可以通过单个事件识别激活每种自主神经体验的特征。

练习　时间和张力工作表

我们对时间的感受可能是脑岛对体内的情绪和内脏状态进行加工的结果（Craig, 2009b）。在一段特定时间内注意自主神经状态及其伴随的心理故事是一种对反应模式进行追踪的方式，它让我们在追踪的同时对一系列联结和保护模式进行识别。

时间和张力工作表（见本书第 273 页）和金发女孩工作表

类似，都用表格的框架来记录自主神经系统的状态转变。横轴同样表示时间的先后，纵轴代表自主神经系统的层级。金发女孩工作表聚焦于事件以及事件的特征代表调谐还是失调，而时间和张力工作表聚焦于映射一段特定时间内的自主神经状态，并在表上将这些点联结起来形成对这段时间内自主神经状态变化过程的视觉表征。表中形成的图像可能有平缓的曲线、陡峭的斜坡，以及凹凸或扁平的线条。这一图像是表征自主神经故事的有力工具，也是让来访者感知自主神经状态随时间推移所产生影响的另一种方式。这张表将单个时刻与更大的自主神经故事建立联结，进而阐述一天内的自主神经状态。来访者告诉我，看到自己一天的体验被串在一起可以降低单个时刻的感受的强度，并让他们用更广的视角形成对当天经历的感知。

时间和张力工作表全景展示了自主神经状态随时间推移的变化。这是一个通用的表，可以用来记录任何一段时间。它可以用来记录一次咨询过程中的自主神经状态变化，最后形成的画面就可以代表这次咨询中的自主神经体验。而作为一天结束时候的反思，这张表让来访者能观察到当天整体自主神经状态的流动。在治疗过程中，这张表中仍然会出现一些陡峭的线条，但也会出现一些象征更协调生活的平缓线条。

比较体验

比较是一种常见的行为（Fiske, 2010）。我们通过作比较来理解这个世界，它是我们日常生活中正常的一部分。人类天生就会将自己与他人比较，我们通过比较来了解自己（Festinger, 1954）。我们倾向于低估他人与消极情绪的斗争，高估他人应对积极情绪的能力，而这带来的感受是我们在遭遇苦难时是孤独的（Jordan et al., 2011）。比较会激活自主神经系统状态的转变，断联或者联结的体验会伴随这些转变出现。

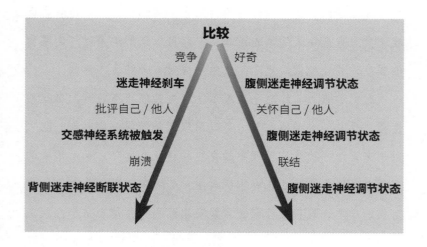

从自主神经系统的视角来看，这种比较体验存在两条反应通路。一条通路会带着来访者沿自主神经系统层级往远离安全的方向移动，另一条通路则会维持腹侧迷走神经状态以及社会

参与系统的激活。比较示意图的右侧代表的是腹侧迷走神经激活的体验，在这种状态下来访者的神经生物学状态会支持安全和社会联结。此时迷走神经刹车放松又重新启动，为来访者的好奇心、沟通以及合作的能力提供资源，互惠也会发生。这是一条联结的通路。

示意图的左侧代表的是"比较陷阱"（comparing trap; DeLong, 2011）。当来访者沿这条通路行进时，他们要么向下比较，要么向上比较，因而自主神经系统会将其拉入适应性的生存反应。在向下比较时，来访者会进入一种"要比他人更好"的竞争姿态，这会触发交感神经系统。在向上比较时，来访者会认为自己"不合格"，这会诱发一系列感受，包括愤怒，感到被不公平对待、难堪、无助以及羞愧（Fiske, 2010）。如果通过自主神经系统来追踪这一反应，我们可以看到交感神经系统的动员状态最终会转变为背侧迷走神经的崩溃状态。

腹侧迷走神经的安全和社会联结状态下的自主神经体验是合作体验，交感神经状态下是竞争体验。当竞争和合作都不能实现时，背侧迷走神经状态下的崩溃体验就会出现。如果来访者能够对这个过程有知觉并中断竞争性比较，那么迷走神经刹车就会重新启动，调节交感神经的反应。来访者进而就可以进入腹侧迷走神经的调节通路。基于此，在比较示意图的右侧指示的状态下，来访者可以感受到在腹侧迷走神经的联结之下的合作状态和安全感带来的益处。相反，如果体验带来的神经挑战对来访者迷走神经刹车的能力而言过强，他们就会继续体验这种竞争反应。交感神经系统会维持动员的生存状态，等到没有更多可以实施的反应，背侧迷走神经的崩溃状态就会被触发。

理解比较示意图两侧的过程都是常见的人类反应会将这种体验正常化，来访者可以因此了解到合作体验、竞争体验，以及切身的腹侧迷走神经状态活跃体验或者在自主神经层级上后移的体验都不一定是线性的。在路径上的很多位置，他们都可以做出中断行为，脱离生理失调的状态，给腹侧迷走神经调节提供资源，并创建联结的故事。

使用比较示意图，请来访者追踪他们的自主神经状态、熟悉伴随的故事，并尝试用中断行为启动迷走神经刹车，这将使他们转变到安全的状态，并让他们有可能建立社会联结。在来访者探索比较体验的过程中，需要考虑的问题包括以下几个：

- 你处在比较示意图的右侧吗？
- 如果是，你如何深入这种体验？
- 如果否，你可以采用什么方法重启迷走神经刹车？
- 在什么节点上中断行为能发挥作用？在什么节点上中断行为无法再发挥作用？

　　使用本节的训练，来访者可以探索如何引导自己的自主神经系统通路。他们首先可以学习追踪自主神经状态，并关注和理解即时的状态转变，然后可以通过更广的视角来观察自主神经系统状态随时间推移的变化。这不仅体现在导致对单一事件感受建立起来的瞬时反应中，也体现在为来访者自身的自主神经故事提供了更广阔画面的全景视角中。

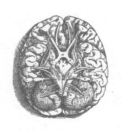

第九章
建立安全的环境

在如荆棘般的危险中，我们安全地采下这朵花。

——威廉·莎士比亚（William Shakespeare）

作为一个具身系统，自主神经系统使用内部的身体体验来引导参与、动员和不参与，同时受到我们的社会关系和所处环境的影响。针对人类社会基因组学的研究已经开始识别身体主观体验和社会环境对基因表达的影响（Slavich & Cole, 2013）。日常体验会自动通过神经觉过程被接收并被解读为安全、危险或者生命威胁信号，这个过程会引起调节反应，激活适应性生存状态或者社会参与状态。斯拉维奇和科尔（Slavich & Cole,

2013）提出，考虑到我们的细胞处在持续重组过程中这一事实，"我们在任意一天的生理状态都可以在未来的数周和数月影响我们的分子结构"。对安全或不安全的神经觉会对我们生存和成长的方式产生重要影响。

被动通路：意识之下的行为

我们如何学习与神经觉的被动通路保持协调并使用这些信息来影响治疗体验？作为个体监控系统，自主神经系统受到环境的精细调节。在意识之下，神经觉的被动通路会参与对治疗关系和治疗环境的实时监控。在治疗中，这些被动通路会持续接收来自治疗师的社会参与系统的信息。如果这些信号代表安全，那么来访者的自主神经系统就会平静下来，建立联结并进行共同调节，进而支持积极来访者参与治疗。如果情况相反，治疗师传递出的是不安全信号，或者只能断断续续地传递安全信号，那么来访者的神经觉就会感受到保护的需要。这进而导致他们远离联结、脱离参与状态，并触发生存反应。

在治疗环境中，神经觉的被动通路受到物理环境特征的调节。当环境诱发安全的神经觉时，腹侧迷走神经调节会促使来访者参与治疗关系和治疗过程；当环境诱发危险或者生命威胁的神经觉时，这种神经觉会引发生存反应，使得来访者远离治疗关系、脱离治疗过程。

如果这些被动通路没能接收足够的信号来激活对安全的神经觉，来访者就无法参与到治疗过程中，他们的自主神经系统就会被带离联结并聚焦于生存。调节神经觉的被动通路是治疗必须采取的第一步。

治疗师在临床训练中需要学习的技能包括在治疗关系中建立安全感、进入共鸣和共情的调谐状态，以及陪伴来访者体验他们的创伤经历。治疗师使用腹侧迷走神经的能量和社会参与系统的特性与来访者建立联结。眼睛和微笑能发出安全信号，声音的韵律会产生有力的影响，手势会提供建立联结的邀请，距离靠近是自主神经系统的调节器。上述因素会主动邀请来访者的自主神经系统进入腹侧迷走神经的安全和共同调节状态。在意识之下，来访者的自主神经系统接收信号并产生安全的神经觉，治疗关系进而就可以建立并强化。

然而，在关注治疗室周围环境和内部空间对来访者安全感受的影响这一点上，很多治疗师并没有得到很好的训练。治疗空间会讲述关于治疗师是谁，以及治疗师如何实施治疗的故事。"设计的语言"（Golembiewski, 2017）可以被用来传递安全的信号，那么治疗师如何利用自主神经觉知来建立共同调节的环境呢？

友好的环境

办公室、等候区、建筑内部，甚至建筑周围的环境都会影响来访者的生理状态。在来访者到达办公室之前，他们的神经系统就已经接收了安全和危险的信号，并且已经创建了匹配自主神经体验的故事。尽管你无法经常改变周围的环境，但你可以创建一个内部环境来讲述友好的故事。多层迷走神经系统描述了自主神经系统对安全特征的敏感性，并指出接触安全信号能培养心理韧性（Porges, 2015a）。通过关注办公室内的布置，治疗师可以培养来访者的心理韧性，并将来访者的自主神经反应向安全和联结的方向塑造。

另外的意义在于，治疗师需要认识到自己的神经系统会长时间接受办公室环境发出的安全和危险信号。对家庭环境的研究表明，空间特征会影响在这些空间内发生的事情，并影响居住人员的想法和情绪（Graham, Gosling & Travis, 2015）。因为办公室在一天的很多个小时中都是治疗师的心理和生理居所，所以重要的一点是，治疗师创建和所处的空间要能激发自己的腹侧迷走神经调节状态。有益自主神经系统健康的环境既对提供空间为来访者创造安全信号来说是必要的，也是治疗师自我照顾的基本要素。对自主神经系统友好的空间也是能在艰难的治疗过程中支持治疗师和来访者的空间。

声音、温度、自然等因素可以用来探索治疗师所处环境的不同维度对临床工作可能产生的影响。怎样改变环境能够使治疗师对幸福的感知以及来访者在治疗过程中对安全和联结的感知最大化？

通过多层迷走神经的视角，我们了解到自主神经系统会对声音做出反应。特定频率的声音会激活腹侧迷走神经的安全状态，而其他频率的声音会传递危险的信号并导致来访者的状态向交感神经或者背侧迷走神经的生存反应转变。低频率的声音会带来对危险的神经觉，并唤起遭遇捕食者般的感受，让来访者的关注点从社会联结转变为生存行为。高频率的声音会让来访者脱离联结并开始担忧，同时注意力会转向声音的来源。来自治疗室外的无法预测的声音会激活保护反应。一些为了确保隐私而有必要使用的设备会持续发出嗡嗡声，它们的声音可能会导致自主神经激活。有研究指出，声学因素会对居住者的生产力产生影响（Al horr et al., 2016）。人们了解到这一点之后，声音要素成为建筑设计的一个关注点。声学舒适度会直接影响自主神经状态，因此，在治疗室中，声学因素影响的"居住者生产力"就是治疗师和来访者成功参与治疗过程的能力。

因为自主神经系统是我们的体温调节系统，所以建筑师们所说的"热舒适"也是治疗室中的一个重要元素。为保持体内平衡，自主神经系统会持续进行调节以适应温度的变化。当脱离了温度舒适区时，太热或者太冷的感受都会带来对危险的神经觉，并导致治疗师和来访者在治疗过程中分心。令保持适宜温度更为重要的一个因素是，调节身体温暖的神经生物系统与调节社会温暖的系统是相同的（Inagaki & Eisenberger, 2013; Williams & Bargh, 2008）。在意识之下，身体温暖体验和心理温暖体验在通过共同的通路时会互相影响。

爱德华·O. 威尔逊（Edward O. Wilson）用"亲自然"（biophilia）的概念描述人对其他生物天生的亲和力和情感联系（Krcmarova, 2009）。他提出，人类有接触自然以保证自身健康发展的需要，这一点已被证实。包含自然元素的环境有助于健康恢复，而缺少自然元素会造成不和谐及不匹配，进而引发焦虑（Grinde & Patil, 2009）。我们已经了解到观赏自然会引起副交感神经系统的反应。处在自然环境中会降低交感神经系统的反应，同时接触自然元素也可以减少焦虑、提升幸福感（Ewert, Klaunig, Wang & Chang, 2016）。人类有与自然联结的需要，就算只是从窗户望出去、看看自然景色，人也能够从中获益（Kahn, Severson & Ruckert, 2009）。即使是接触由技术呈现的自然（没有窗户的房间中显示器上展示的图像）也好过没有自然（Kahn et al., 2009）。我们偏爱的风景元素包括开阔空间中的树、水、动物和鸟类，以及一条吸引人走向远处的小径（Dutton, 2010）。全世界的人都将这些元素视作一种美，这是一种跨文化的美的体验（Dutton, 2010），也是人类普遍共享的腹侧迷走神经体验。关于使用自然景色来恢复和适应的研究表明，在观看窗外的景色甚至投影出来的景色时，人的自主神经调节恢复得更快（Brown, Barton & Gladwell, 2013）。进一步的研究表明，在面对应激源之前欣赏五分钟自然景色能够强化自主神经系统的恢复能力（Brown et al., 2013）。在治疗室内摆放自然图片或是花一点儿时间享受窗外的景色能够创造韧性更强的神经系统吗？能够让治疗过程中通常使来访者难以应对的一些要素变得更加安全吗？

在生存需要之外，在演化过程中，我们人类可能还发展出了对水的偏好和敬意（White et al., 2010）。尼科尔斯（Nichols）和库斯托（Cousteau）在他们的书《蔚蓝心灵》（*Blue Mind*, 2014）中提到，与水接触似乎可以减轻压力、提升幸福感。我们更偏爱有水的景色，并且与没有水的景色相比，有水的景色会带来更强烈的积极影响和恢复力（White et al., 2010）。需要注意的是，具有恢复作用的有可能是水的声音——听到的或者记忆中的波浪、河流、小溪的声音（White et al., 2010）。在治疗环境中满足人类对自然的需求可以传递有力的安全信号。

练习　前往治疗：自主神经系统如何找到自己的路

海德莱斯·阿尔斯博士（Dr. Heidelise Als）是新生儿个性化发展护理和评估项目（Newborn Individualized Developmental Care and Assessment Program, NIDCAP）的发起人，他提到过"生育之路"（path to the infant）的概念。"生育之路"是指早产儿的家庭成员从进入医院到在新生儿重症监护室接触宝宝的经历。自主神经系统在家庭成员的这段体验形成的过程中起到主要作用。与之类似，你可以思考来访者走到治疗室的路。他们在前往治疗室的路上会有什么自主神经体验？当他们从日常生活的世界进入令人恐惧的治疗空间时，他们的自主神经系统会"听"到什么？

对来访者而言，探索前往治疗室这条路最好的方式就是和治疗师一起走，并追踪实时的神经觉以及与之关联的状态转变。如果真实的步行无法实现，可以请来访者想象走这条路的过程，并描述他的实时体验。这种主动的追踪能帮助来访者识别他自己遇到的安全信号和危险信号，并让治疗师也意识到来访者自主神经状态的影响。在把知觉引入神经觉时，治疗师和来访者可以探索那些会有意识影响自主神经状态的行为。调节这些被动通路是接触那些治疗干预所利用的主动通路的一个必要前提。

"前往治疗"训练的目的就是让来访者识别处于以下位置时出现的安全信号和危险信号：

- 到达治疗室所在建筑时；
- 进入建筑时；
- 进入等候区时；
- 进入治疗室时；
- 在治疗室内时。

在每一个点位上探索哪些因素可能增加安全信号或者减少危险信号。

提醒来访者，他们的生理状态会转变为一种心理体验。在路上的每一个点位探索神经觉创建的故事，然后倒过来走一遍，因为来访者在进入和离开时感知到的信号可能有所差异。

在接近新地点时，很多来访者会体验到自主神经失调。从一个地方迁移到另一个地方会激活他们的适应性生存反应。除了体验来治疗室的这条路，"前往治疗"训练中的这些问题也可以在到达、进入、离开其他地方的时候发挥作用，以帮助来访者追踪他们的安全信号和危险信号。

这个练习也能使治疗师获取很多信息。在到达工作场所时，治疗师可以追踪自己的神经觉体验。回答"我的自主神经系统如何进入工作状态"这一问题可以引导治疗师去品味闪光点或识别痛苦。在治疗师进入办公室时，他神经觉的被动通路是否做好准备，以受腹侧迷走神经调节、开放的方式来面对来访者？危险信号是否促使他的自主神经系统向保护模式移动？治疗师可以持续使用这个训练中的问题，追踪自己在办公室里以及一天结束时离开办公室时的神经觉。在一天结束的时候，安全信号和危险信号的比例说明了自主神经系统是滋润还是干涸的。

练习　信号工作表

识别危险信号并排除危险因素，以及识别和引入安全信号是进入腹侧迷走神经安全和联结状态的必要条件，这种状态会建立参与治疗的生理准备。为了"点亮"安全回路，危险信号需要减少，同时来访者需要积极地接触安全信号。

这一训练会帮助来访者解构互动，识别他们的自主神经状态如何支撑或者限制行为，并考虑在未来以不同的方式参与治疗的可能性。信号工作表（见本书第275页）让来访者可以用某种特定的体验追踪被动通路，提升对危险信号和安全信号的意识，同时探索减少危险信号、利用安全信号的方式。每一张工作表都有位置用来简要描述事件、识别安全信号和危险信号，以及探索解决和调节的机会。刚开始，来访者可以在治疗过程中与治疗师一起完成工作表。当来访者熟悉了这个过程，他们就可以追踪在两次咨询之间发生的事件，并把完成的信号工作表带到咨询过程中回顾。

在第一部分，来访者需要简要地描述某个体验，同时关注具体的事件以及对应的自主神经反应。第二部分聚焦危险信号和安全信号，来访者要通过环境、身体以及社会参与系统的信号观察它们。在填写这些内容时，来访者经常发现，有时安全信号其实出现了，但是他们自主神经系统的保护状态阻止他们去注意这些信号。最后一部分是对未来不同参与方式的好奇探索，这部分内容鼓励来访者尝试通过操纵环境、身体或者社会参与系统的信号来影响下一次互动。

在任何建筑设计中，地基都是最重要的，它起到承载建筑的作用。对人类而言，安全就是地基。当自主神经系统感知到安全时，地基就很深并且很安全；当系统感知到危险时，地基就会不牢固。基于经验对神经系统的调节作用，这些身为创伤幸存者的来访者对最轻微的晃动也保持敏感。治疗是通过关注环境中、身体内以及关系上的信号来建立新的、深扎的、有自主神经系统支撑的安全地基的过程。

第三部分　总结

我们的习惯性模式当然是稳固的、诱人的、舒适的。

——佩玛·丘卓（Pema Chödrön）

　　除了扮演个人监控系统的角色，自主神经系统也会同时关注身体内部传递的信息，并追踪外部环境的元素。伴随着自主神经层级的演化过程中产生的一系列有组织的反应，自主神经系统成为我们内在的保镖，在警戒危险的同时监控联结的机会。在意识层面之下，这个系统会引导我们靠近或者远离人或地点，以及接纳或者回避某种体验。

　　第三部分中的技能可以使来访者建立自主神经觉知和追踪自主神经状态的能力。来访者学习观察自主神经状态的流动，开始识别自己的生理状态如何创建心理故事，也开始将状态和故事感知为分离的体验。这一章中呈现的多个技能提供了稍微不同的追踪技术支持来访者进行常规的注意训练。通过日常的亲近和关注习惯，来访者可以接触到丰富的自主神经信息。

亲近和注意的能力让来访者可以识别自主神经状态的持续流动。亲近神经系统需要自我关怀，这一点对来访者而言通常具有挑战性。在来访者身上，自我批评反而是更常见的习惯性反应。当来访者了解到他们系统的运作和所有人类共享的生存行为一致时，他们就可以开始留出自我关怀的空间。有一位来访者告诉我，她一直认为自己是破碎的，但在了解到自己自主神经系统的反应模式很普遍之后，她对于"自己是谁"的观点的批判性减轻了。

注意自主神经状态需要对当下有意识，这对来访者来说也是具有挑战性的体验。当关系无法安全地实现共同调节，并且经历无法支撑腹侧迷走神经状态下的健康、成长和恢复时，来访者的适应性生存反应就会使得他们脱离对当下的意识，转而进入对危险的感知。这种感知伴随着对预测接下来将要发生什么的执念或者对生命威胁的感知，以及对不处在当下的需要。他们可能会体验一种警觉的、过度反应的模式，或者迟钝的、不作反应的模式。这些模式一方面可以关联环境中的事件，另一方面可以关联到关系性的事件。在关注自主神经反应的过程中，我的一位来访者发现，在房子外面的一棵树倒下时她并未受到干扰，但是在朋友取消约会时她崩溃了。使用这些亲近和注意技能不仅为下一阶段的主动调节打下基础，也会影响神经系统的功能。

　　本书第二部分和第三部分给来访者建立了实时识别自主神经系统行为的基础，基于这些技能，治疗可以进入自主神经调节和重塑的阶段。通过对人类自主神经系统的了解，以及追踪"阶梯上的生活"的能力，来访者做好了直接了解自己的习惯性反应模式并开始重写自己的自主神经故事的准备。

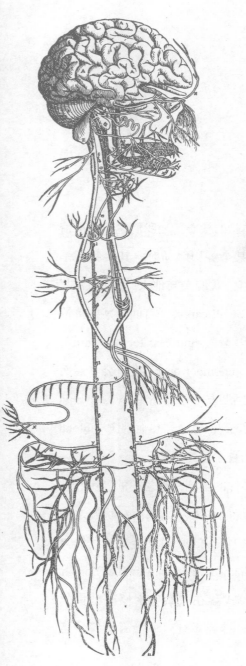

第四部分

塑造神经系统

有一天你会终于知道自己必须
做什么,并开始去做。

——玛丽·奥利弗

自主神经系统是我们生活体验的核心。当我们说什么事情让自己的系统感到震惊或者被某个经历触动时，其实我们是在代表自己的自主神经反应发言。我们会与他人"所见略同"（see eye to eye），"洗耳恭听"（be all ears），"直面"某些事情（face up to something），"全力以赴"（put best foot forward），或者对某些事情"了如指掌"（put finger on）。我们会"铤而走险"（stick neck out），也会鼓励朋友"昂首抬头"（keep chin up）。我们会"裹足不前"（cold feet），也会"热血沸腾"（blood boil）。这些修辞都描述了我们的自主神经体验。

　　我们的自主神经系统受到事件的影响，被忽视的经历和被滋养的经历会影响自主神经系统的张力。当我们在状态之间移动时，从联结状态转变至保护状态的时间点会受到我们自身变量和环境变量的影响（Williamson, Porges, Lamb & Porges, 2015）。我们自主神经系统的模式落在从敏感、僵硬到恢复力、灵活的连续体上。在一端，神经系统对危险有敏锐的感知，生存的驱动力会激活持续的保护模式。低迷走神经张力会导致过度警觉、惊跳反应增强，导致中性信号被理解为危险信号，并且安全信号无法被识别（Park & Thayer, 2014）。在另一端，我们有着建立安全联结和让自己处在关系中的驱力，这会带来社会联结的模式，以及因应对当下需求而产生的灵活转变。在自主神经系统连续体这两端之间的不同落点上，个体的自主神经模式表现出或偏向保护，或偏向联结的细微差别。

自主神经反应模式会创造出危险因素和恢复力因素。迷走张力在应对积极情绪和应激源时会调节我们的反应，并影响我们建立社会联结的能力（Kogan et al., 2014）。更高的迷走张力与针对环境需求的适应性反应有关（Park & Thayer, 2014）。但令人欣慰、鼓舞人心的消息是，自主神经系统的灵活性可以随着时间推移改变。

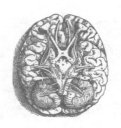

第十章
作为关系系统的自主神经系统

有一个词语可以成为人生的指引——互惠。

——赛珍珠（Pearl S. Buck）

自主神经系统作为关系系统受到与他人相关的经历的调节。正常出生的婴儿在出生时就已经表现出了互惠的能力，能够与他人进行旨在实现共同目标的互动（Apicella et al., 2013）。而在生命历程中，我们依赖与他人的联系找到生活的意义（Stillman et al., 2009）。

自主神经系统创建了一个安全的平台服务于这些必要的联结。为了实现这一目标，一个人的神经系统需要与另一个人的神经系统反复沟通，形成反馈的闭环。如果一个系统向另一个系统传递的是安全信号，那么互惠和共鸣就会带来联结；如果传递的是危险信号，这导致的断联就会引发失调和保护反应。当个体的神经系统相互联结或者碰撞时，产生的结果是互惠或者关系破裂。

出现违背神经预期的体验会导致意外的断联时刻（Porges，2017a）。无论是出现在雷达屏幕上一闪而过的信号，还是脱离参与造成的挥之不去的影响，这些时刻带来的生物性冒犯体验都会使自主神经系统不安。在开始注意这些时刻时，我们会发现它们其实是平常的事件。他人不过是瞥了一眼手机，看向一边，因为内心一时的想法而分心。虽然这些意外时刻并不以扰乱联结为目的，但是它们的结果也会成为关系破裂的体验。另一种关系破裂源于情绪不调谐和缺少共同调节。与生物性冒犯的时刻类似，当一个人自主神经系统状态的转变引起了另一个人的相应转变，不调谐就会产生。在突发的、意料之外的危险信号出现，或者社会参与系统的自主神经安全信号丢失时，对应的自主神经反应就会产生。差异在于，生物性冒犯可以是没有进入完全知觉的神经觉体验，而这种互惠的缺失会带来强有力的心理故事，让我们能更清晰地感觉到对它的体验及其影响。

人际关系中存在自然的、持续进行的破裂和修复过程。特罗尼克（1989）提到，在健康的照顾者与儿童的关系中，30%

的时间里双方在互相配合，其余的时间都伴随着破裂和积极修复。将这个结论扩展到成年人的关系中，我们可以想象生物性冒犯的时刻以及情绪不调谐会频繁发生在与家人、朋友和同事的相处中。我们的目标不是避免这些正常的体验，而是建立追踪这些关系破裂并进行修复的习惯。关系破裂之后重新建立联结有时难以做到，而且经常让人感到痛苦，但这也是我们需要熟练掌握的技能，因为最后的结果是回到联结的愉悦状态。

我们可以快速地从体验到关系破裂转变到自我批评或者评价他人故事的状态。如果没有互惠的基础，没有共享的自主神经语言，也没有对于他人有意愿和能力对其自主神经反应负责的信任，那么危险信号就会变得具有压倒性，破裂的关系也无法修复。这种情况最后带来的是反应而不是反思，并会导致习惯性的保护性反应模式建立起来。互惠作为一种神经练习需要关系上的给予和接受，这涉及迷走神经刹车的放松和重新启动。互惠的能量可以反复传递关怀，它是一种共享的亲密，是关系互换的平衡。互惠不是平等，也不是总沿着一个方向流动的或大或小的体验。为了满足我们对联结的生理需要，在互惠的等式上找到一个平衡点是必要的。当我们关心的人无法满足我们适度的需求时，我们会感到痛苦。脱离互惠进入破裂状态的感觉会带来对危险的神经觉，对这种体验最简单的描述通常是感觉朋友变成了陌生人，但是修复会助力友谊带来的安全感回归。

修复的技能

治疗师如何帮助来访者建立互惠和修复的技能呢？方法之一是在治疗关系中尝试。即使是在最调谐的治疗关系中，生物性冒犯和情绪不调谐的时刻也不会只出现一两次。研究持续表明，治疗师和来访者之间的关系破裂是常见的事件（Muran & Safran, 2016; Safran, Muran, Samstag & Stevens, 2001）。穆兰和萨夫兰（Muran & Safran, 2016）描述了心理治疗情境中的两种关系破裂：来访者的退缩（withdrawal）和治疗师使用质对技术（confrontation）。对自主神经系统而言，这可以转化为背侧迷走神经系统激活（退缩）和交感神经系统激活（质对）。当治疗关系出现破裂时，治疗师可以寻找在什么时刻治疗对来访者的自主神经系统而言挑战过大，帮助来访者命名这个时刻，然后承担导致不调谐的责任。在一次与来访者进行此类实践时，我是这样说的："让我们先暂停一下。我感觉我要求你过快地深入了，而你的保护系统做了它该做的事情，使你脱离了与我的联结。对这一点我感到抱歉。让我再尝试一次，看是否能让你感觉更安全。"

关系破裂在得到修复后可以成为改变的催化剂，未被修复时则会对治疗联盟产生消极的影响，通常会导致来访者离开治疗（Safran et al., 2001）。创伤幸存者们具有关系破裂史是典型的，但是修复的经历对他们来说却罕见且陌生。在治疗联盟中只存在片刻的、被预期会发生的关系破裂可能成为一个给来访者提供证伪（disconfirming）体验，也就是修复体验的机会。如果发生关系破裂是因为治疗师出现重大失误而这影响了治疗联盟，那么治疗师通常就需要反复地尝试修复。治疗师需要专注于修复过程直到修复完成，并且要坚持回到"来访者的神经系统需要什么来回到安全和信任状态"这一问题。

治疗师和来访者的关系是探索关系修复的一个很好的实验对象。安全地尝试关系破裂和修复的基础包括以下几点：

互惠的时刻。治疗联盟建立在治疗师在场、共鸣和互惠的基础上。上述受到腹侧迷走神经调节的过程可以提供很多互惠的时刻。在受到支持时，来访者可以注意到它们。很多来访者感觉互惠是不熟悉、预期之外、无法预测的。考虑到治疗师在场这种具有治疗作用的因素带来的结果之一就是来访者会体验到对关系的安全神经觉并体验到互惠的出现，治疗关系可以说是一个完美的实验对象（Geller & Porges, 2014）。一旦建立了关注和信任互惠时刻的能力，来访者就可以在治疗师的帮助下注意到互惠的断裂——也就是关系破裂。

共享的自主神经语言。从多层迷走神经的视角切入，治疗师和来访者拥有共享的自主神经语言。来访者首先学习聚焦自身自主神经系统传递的信息，然后学习表述自己的联结或者断联体验。

相信对自主神经状态负责的意愿和能力。通过行动和使用"留意和命名"技能，治疗师展示对自主神经系统负责和对其进行调节的承诺。来访者的信念会随着时间改变，他们会形成新的神经预期，即他们的治疗师是互惠的，关系破裂常见并且可以是轻微的、不威胁生命的，最重要的是，破裂的关系是可以被修复的。

当来访者感觉自己有能力使用这些修复技能，他们就可以寻找安全的时刻将这种尝试拓展到治疗之外的个人关系中。重要的一点是，来访者需要在从简单到挑战的连续体上识别关系，并且在将这一过程引入自己的关系中时从简单的一端开始。那些有很多可识别的互惠时刻的关系通常可以承受破裂的负面影响并支撑修复。

练习　互惠、破裂和修复的过程

来访者可以在互惠、破裂和修复的过程中追踪互惠的状态，并建立修复的习惯。在这个过程中，来访者学习解构事件，从自主神经系统的角度理解事件，并使用神经系统引导修复。重复使用这个技能可以建立追踪自主神经联结、注意断联，以及实践修复的习惯。治疗师积极地帮助来访者追踪破裂的时刻，二者一起探索修复的方式。

追踪互惠。追踪互惠依赖沉浸到关系中并识别即时转变的能力。在来访者学习使用自主神经状态追踪互惠的时候，治疗师和来访者需要解决的问题有：来访者的自主神经状态如何传递二人已经脱离互惠状态这一信息？来访者的自主神经状态如何转变？来访者造成关系破裂和被动承受关系破裂两种情况对应的自主神经状态是否存在差异？

留意和命名破裂。一旦破裂被确认，下一步就是帮助来访者明确地留意和命名这一体验。在日常体验中关系破裂经常会被搁置或者无视，如果没有确认、未被命名，它们就无法被修复。在这一步骤中，确认和命名通过自主神经系统的语言进行。描述关系破裂不需要谈论关于破裂的故事、创造意义以及分配责任，而需要留意自主神经状态和保护反应的变化（"我注意到了向断联方向的转变"）、识别危险信号（"因为你的声音，我感到了交感神经的恐慌"），以及注意习惯性反应模式（"当你稍微远离我的时候，我感觉自己受到动员、想要战斗然后又迅速崩溃了"）。

找到合适的修复方法。修复是为了回到腹侧迷走神经的安全和共同调节状态。为了成功实现修复，治疗师要花费时间探索来访者的自主神经需要些什么才能感到完全被修复和重新建立联结。治疗师通常需要进行一些尝试来找到能够促进调节、修复裂痕的词语。当回到互惠状态，修复也就完成了。

回到联结。这一过程的最后一步就是有意识地、明确地回到联结状态。回顾各个步骤，并为最后的结果庆祝。感受自主神经系统回到腹侧迷走神经状态，感受社会参与系统的活动。花费时间去品味解决问题并回到联结状态的体验，这可以使来访者开始建立对于自己能够安全地应对未来的关系破裂的自主神经预期。

即使是片刻的不调谐也会反映在自主神经系统中，如果没有确认和修复，它就会成为断联体验的一部分。通过体会成功的修复体验，来访者开始对他们进行修复的能力产生信心，并且成功的修复体验可以促使来访者做出建立修复习惯的承诺。

模式和节奏

差异中的和谐不少于相似中的和谐。

——玛格丽特·富勒（Margaret Fuller）

观察自主神经系统的模式和节奏可以使关系中的对齐（alignment）和偏移（misalignment）更加清晰，这基于自主神经系统的视角而非通过叙述的方式实现。一段关系涉及的两方很少能在所有方面都相互匹配，这也引出了以下问题：这段关系中令人感到满足的联结模式足够多吗？这段关系中联结节奏会带来互惠，并让双方都在自主神经层面感到与对方亲密吗？

联结模式可以归为八个广义的类别，即日常活动（daily activities）、沟通（communication）、工作（work）、玩耍（play）、运动（movement）、身体亲密（physical intimacy）、亲密（intimacy）和精神性（spirituality）。联结会发生吗？如果发生了，频率如何？双方都会发出对做出行为的邀请，还是一直由一方发出邀请？

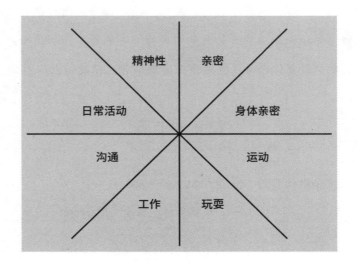

每一种联结都有节奏。当节奏带来腹侧迷走神经接触的感觉时，关系中的两个人都能得到滋养。不佳的节奏也会带来自主神经迷失感，即两艘船在夜晚经过对方旁边时的感觉，就像二者共同存在但是没有联结。这种自主神经系统缺少同步的体验会让我们感受到痛苦。

在关注互惠和自主神经的亲密感时需要考虑的问题包括：可作为资源的节奏在哪里？有能够加以调整的不和谐吗？如果不平衡被接受，关系仍然调谐且双方仍能共鸣吗？有足够的自主神经系统接触时刻来维持整体的腹侧迷走神经联结吗？这些节奏是否差异过大，以至于互惠无法实现？

治疗师可以使用以下训练（见本书第 278 页）帮助来访者探索他们在关系中的自主神经体验。

练习　探索模式和节奏

- 选择一段关系进行聚焦。任何关系都可以通过这个过程来观察（例如与伴侣、朋友、家庭成员、同事的关系）。

- 浏览上文提到的八个广义的类别，并分别识别出对应的联结或断联的普遍模式。

- 回顾断联的部分。你有腹侧迷走神经能量或者你处在保护状态中吗？有足够的安全信号来支撑你谈论自主神经断联的感觉吗？如果没有，有什么方法可以排除阻碍这些发生的危险因素吗？

- 回到联结的部分，将注意力转移到对应模式内的节奏上。你将节奏放在从枯竭到充足这一连续体上的什么位置？节奏是可预测的还是会改变的？当你注意到节奏时，自主神经系统向你传递了什么信息？

- 后退一步，思考自己识别的这段关系的整体。在这段关系中有足够的互惠来支持你维持关系的运作吗？存在偏移的地方是否不会压垮你的腹侧迷走神经状态，并让你能够接受这种错配？有什么地方会带来适应性生存反应，并且需要被解决以让关系变得可持续？在考虑自主神经故事的情况下，接下来要采取哪些步骤？

伴侣关系示例

日常活动： 我们有一个不错的"职责分配"计划，这个计划的效果很好。

沟通： 我们可以进行深入、有趣的沟通，以及关于每日计划的沟通。但是我们交谈的节奏不一样，我需要记住要慢下来。

工作： 我们的工作日程相反，所以我们只在休息日共享一种模式。

玩耍：我们在一起玩得很开心，享受同样的乐趣，尽管我们玩耍的方式通常是不同的。

运动：我们倾向于以不同的速度运动，但正在学习和尝试折中的做法。

身体亲密：通常由固定的一方发出邀请，相关体验并不总是令人满意。

亲密：这种体验时有时无。因为亲密仍然让我们感觉自己是脆弱的；分享深层的感受并不总是让我们感到安全。

精神性：我们非宗教的、关于自然的信念是相似的，但是他比我需要更多与自然的联结。如果他提出来去亲近自然，我会去跟他一起去，但我不会主动提议。

人际联结对生存是必要的但也是有挑战的，并且关系混乱的时刻经常出现。在治疗联盟中，治疗师和来访者一起培养意识并养成关注这些时刻的习惯。从"自主神经适合度"的视角来探索联结可以使我们注意到自主神经状态如何引发关系破裂并邀请双方进行修复。来访者首先在安全的治疗环节中练习，然后在日常关系中练习，之后就能熟练面对联结的波动起伏带来的挑战。

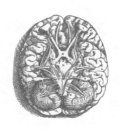

第十一章
通过呼吸和声音调节自主神经系统

> 有一种吸气方式是羞愧和窒息；还有一种呼气方式，爱的呼吸，它会让你无限开放。
>
> ——鲁米

十三世纪时鲁米就已经认识到了呼吸的力量。伴随多层迷走神经理论的发展，波格斯博士带我们再一次认识了它。呼吸是通向自主神经系统的直接通路，成年人平均呼吸频率是每分钟 12 ～ 18 次（Mason et al., 2013）。如果每分钟呼吸 18 次，那么一个成年人一天呼吸 25920 次，一年呼吸 9460800 次，达到 80 岁的时候一共呼吸了 756864000 次。在每一次呼吸时，我们都有机会把自主神经系统向安全和联结的方向塑造。

改变呼吸的节奏

自主神经系统会基于即时的新陈代谢需求来调节我们的呼吸，这一点在行为中可以体现为我们在害怕时吸气、放松时呼气。呼吸是自主发生的，不伴随思考的过程。我们也可以有意识地呼吸，改变自主神经系统的张力。仅仅通过将注意力引到呼吸上，我们通常就可以使呼吸频率降低、呼吸变深。通过将手放在胸部、腹部或者肋骨的两边，我们可以在身体上感受到呼吸周期，并可以改变呼吸频率和节奏。我们有意识地操纵呼吸节奏时会发生什么？通过改变呼吸的类型、频率，以及呼气与吸气的时长，我们可以引入腹侧迷走神经通路来影响心率和传递到脑部的信息。

"呼吸是一个高效的、容易实现的随意行为，可以用来系统地减少或提升迷走神经对心脏的影响（Porges, 2017b）。"呼吸训练的随意调节（voluntary regulation）作用会影响心理状态并通常会改善一些症状，包括焦虑、抑郁以及创伤后反应（Gerbarg & Brown, 2016; Jerath, Crawford, Barnes & Harden, 2015）。通常来说，更慢地吸气、延长呼气以及进行阻力呼吸（resistance breathing）会提升副交感神经的活动。让吸气和呼气的节奏匹配可以维持自主神经平衡，但是快速、不规律的呼吸以及剧烈的吸气呼气都会提升交感神经的活动。

从平常的呼吸方式过渡到缓慢呼吸（每分钟 5 ～ 7 次）会给平均呼吸频率带来相当大的变化，并改变我们的生理状态。缓慢呼吸可以增强迷走神经的活动，提升副交感神经的张力，进而带来更优的生理和心理健康状态（Mason et al., 2013）。情绪和呼吸是关联的，缓慢地深呼吸可以有效抑制焦虑（Jerath et al., 2015）。在焦虑的时候，呼吸变慢、加深有助于我们回到腹侧迷走神经控制的状态。而且，当我们的自主神经状态变化时，我们的故事也会发生变化。

一开始，注意呼吸会给来访者带来危险信号，并激活他们的交感神经或背侧迷走神经系统。有一位来访者曾向我讲述，她知道自己在呼吸但之前从未关注过这一点。当她的呼吸模式开始改变时，她感到似乎某些其他事情获得了空间，而这吓到了她。第一次进行缓慢深呼吸训练的人通常会体验到交感神经系统战斗或逃跑的保护反应，但是经过 1 ～ 3 个月，通过规律的训练，自主神经系统的激活就会从交感神经的保护状态转变为副交感神经系统的安全状态（Chinagudi et al., 2014）。梅森及其同事（Mason et al., 2013）在新接触瑜伽的人群中发现，他们在进行缓慢呼吸练习时会进行相同时间的呼气和吸气，而这是利用呼吸来体验积极自主神经转变的最简单方式。基于这一发现，在安全且成功地把呼吸训练介绍给来访者方面，缓慢和平衡的呼吸可能也是好的选择。

　　阻力呼吸通过喉部和声门轻微的收缩来增加呼气的阻力。在呼气的时候减少气流会带来迷走神经活动的增强（Mason et al., 2013）。喉呼吸法（Ujjayi breath），或者说大海呼吸法（ocean breath），也是一种常见的阻力呼吸训练形式。这种呼吸方式在一些情况下会自然而然发生，比如小孩子玩积木时，儿童做数学题时，以及成年人在压力下付出努力时（Brown & Gerberg, 2005）。花一点儿时间想象自己努力想要解决什么问题，并听一听自己的呼吸，你可能会听到喉咙的后方发出的声音。阻力呼吸会带来平静、警觉以及专注的感受。

叹　气

　　叹气是心脏的自然语言。

　　　　——托马斯·沙德韦尔（Thomas Shadwell）

　　作为健康肺部功能的一部分，叹气会自然而然地在一个小时内发生几次（Li et al., 2016），叹气也与一些感受相关，包括悲伤、疲惫、解脱，甚至满足。叹气可以被理解为生理和心理需求的"调节复位器"（resetters of regulation; Vlemincx, van

Diest & van der Bergh, 2012）。当交感神经状态激活时，叹气可以让自主神经系统回到副交感神经的平衡状态（Vlemincx, Taelman, van Diest & van der Bergh, 2010）。长舒一口气确实能够释放压力！在咨询过程中我会观察来访者的叹气行为，并停下来说明他们的自主神经系统当时运作的方式，以帮助他们回到调节状态。"你的神经系统知道它需要什么。让我们在这具有调节作用的叹气声中停留一会儿。"将注意力引向自主神经系统固有的智慧能够鼓励来访者开始相信他们的自主神经系统正在工作，而与具有调节作用的叹气声建立联结可以充当让来访者相信他们的身体并没有被损伤得无法修复的第一步。

叹气会自发进行，但也可以有意识地进行，这使得叹气练习成为一种调节资源。当来访者注意到自己开始进入交感神经的激活状态时，他们可以缓和地叹气，这通常会解决激活状态并让他们松一口气。在腹侧迷走神经状态下，请来访者通过满意地叹气来品味这种状态。在一天当中，叹气是会发生很多次的正常呼吸体验，这使得它对来访者而言是一种开始尝试将呼吸变成资源的低威胁方法。请注意，因为人们通常会赋予叹气消极的动机，所以在教来访者将叹气用作资源时，你需要确保他在练习前告诉周围人叹气对于自主神经的调节作用。

练习 两种呼吸的转变

本练习旨在帮助来访者有意识地在两种呼吸之间移动：一种是"害怕的吸气"，它与交感神经的快速激活相关；另一种是"放松的叹气"，它将来访者带回腹侧迷走神经的安全状态。自主神经系统的设计使其在两种状态之间转变时具有一定程度的灵活性。但是对很多来访者而言，早期环境威胁带来的习惯性自主神经反应模式让他们向交感神经保护状态的移动变得容易，而回到腹侧迷走神经安全调节状态则变得困难。当你引导来访者进行这一训练时，他们可以体验到迷走神经刹车的放松和重新启动，感受到安全转变的可能性。

- 害怕的吸气由惊吓引发，伴随着快速、可听到声音的吸气动作以及常见的短暂屏气。让来访者将一只手移到心脏位置，肩膀紧张地耸起，面部僵住，眼睛瞪大。如果他处于站立状态，他就会感到脚趾向上移动。无论是站着还是坐着的状态，他都会感到有一种能量在上升，感觉自己与地面失去了联结，进而诱发一种飘忽的感觉。

- 放松的叹气伴随深深的呼气动作，而且呼气声可以听到。这种叹气表现为延长、缓慢地呼气，伴随着某种形式的呼吸阻力。阻力要么通过喉部后方收缩产生，要么通过嘴唇轻微闭合产生，并会伴随片刻的呼吸暂停（apnea）。让来访者的手停留在心脏的位置，肩膀放松。他会感到面部放松，尤其是在眼部周围。如果他处于站立状态，他就会有一种脚底受到稳稳支撑的感觉。无论他是站着还是坐着，他都会感到有一种能量在向下移动，感觉自己与大地产生联结，这会带来脚踏实地的感觉。

与来访者一起探索他们的反应，首先是激活的体验，然后是完全或者部分回到调节状态的体验，最后是状态变化创建的故事。重复进行训练使来访者可以灵活地在状态之间转变。当来访者能体验到更加灵活的状态转变时，他们关于安全的故事也会发生变化。

练习　用想象探索吸气和呼气的节奏

膈肌（diaphragm）在吸气的时候会向下收缩给肺部留出更多的空间，在呼气的时候会向上放松帮助肺部排出气体。在每个呼吸周期中，膈肌都会从"盘子"的形状变成"圆顶"的形状。你可以交叠双手形成一个圆顶的形状来表现这个过程。吸气时展开双肘、放平双手形成盘子的形状，呼气时放低双肘并将手恢复到圆顶的形状，持续这样几个表示呼吸的周期以感受这种节奏。

伴随着膈肌的收缩和放松，每一个呼吸周期都是对迷走神经刹车的平缓训练。吸气的时候迷走神经刹车放松，同时，人的心率会随着交感神经系统的影响增加而轻微加快。迷走神经刹车的部分放松可以维持调节的状态，不会激活交感神经系统支配的情况下体验到的危险感，以及与他人之间的联结被切断和孤独的感受。呼气会让迷走神经刹车重新启动，心率变慢，副交感神经的影响提升并支持社会参与和联结。

这一练习邀请来访者利用呼吸周期来想象联结的细微变化。每次吸气时想象自己向内移动，感受独处的体验；每次呼气时想象自己向外移动，感受与他人的联结。当迷走神经刹车有效地管理呼吸节奏时，来访者就可以尝试体验在单独的"我"和相互联结的"我们"之间移动的感受。

基于这一练习，来访者会产生一系列体验。在向来访者介绍这个训练时，治疗师应找到适当程度的神经挑战。在向内和向外之间，感到孤身一人和感到相互联结之间转变对很多来访者而言是困难的，而这一练习能提供机会帮助来访者找到每种状态下的安全感，并获得在状态之间转变的灵活性。

对一些来访者而言，吸气并想象进入独处的体验会让人联想到被遗弃和孤独的故事。"安全地独处"这种感受通常对他们来说是未知的。独自一人可能等同于孤独，也可能提供保护。治疗师应帮助这些来访者建立一些想象画面，让他们体会独自一人的感觉但不使生存系统的反应被激活。调整吸气的时长，使来访者在想象中将分离情境视作恢复的机会，并利用呼吸进行练习。

对其他来访者而言，利用呼气想象与他人的联结最初可能是过于困难的，并会带来不信任感、处于关系中的危险感以及通常所说的不合群的感受。针对这些来访者，治疗师可以让他们尝试想象不同程度的联结。这个范围的一端是仅意识到附近有他人存在，另一端是愉快地进行社交。通过呼气来探索这两端之间的状态。

- 在吸气时，想象交感神经能量带来的微妙影响邀请你注意个人体验。感受呼吸遍布全身。感受肺部被充满、膈肌的形状从圆顶变成盘子时带来的动员和提升作用。随着吸气进入身体内部，探索独处的体验。在吸气引导你进入"安全地独处"状态时感受它的柔和。找到独处和孤独的界限，即你感受到熟悉的分离保护出现，并且你的神经觉从安全转变为危险的那一刻。请认清这一位置并在安全的边缘放松。
- 在呼气时，腹侧迷走神经系统的影响提升，请感受从"我"转变为"我们"，以及安全地与他人在一起的感觉。在呼气时，你能想象自己的呼吸与他人同步吗？你可能会想象自己的呼吸处在联结的边缘，没有完全与他人的呼吸建立联系，处在刚好无法被触及的范围。你也可能感觉到自己的呼吸与另一个人的呼吸纠缠在一起，或者感觉到与很多人的呼吸形成了联结。在这一体验中探索安全的边界，只要神经觉持续处于安全状态就可以继续呼气训练。每次呼气时测试这个边界，坦然接受联结的状态。

● 继续呼吸的循环。吸气时进入内在联结并与自身同步，呼气时转变为与外部世界联结以及与他人和谐相处的状态。吸气进入个人的体验，呼气进入共享的体验。探索这些转变一分钟发生几次。

　　本练习的目标是，随着时间推移，让来访者开始因关注呼吸的节奏而感到安全与平和，在做出转变以及在"我"和"我们"之间变化时更加自在。通过这一训练，来访者可以用呼吸开启新的故事。

更多呼吸方式

● 画出呼吸：四方呼吸（four-square breathing）又称箱式呼吸（box breathing），是常常被当作焦虑管理方法介绍给来访者的呼吸训练。在你描绘一个方形的时候将呼吸和想象结合起来，画第一条边的时候吸气，画下一条边的时候呼气，通过两个呼吸周期来完成方形的绘制。吸气的时候数四个数，呼气的时候也数四个数。在能力提升之后提高这个数字。这一训练结合了缓慢呼吸和平衡呼吸给迷走神经带来的益处。你可以将形状从正方形转变为矩形，尝试通过更长的呼气提升腹侧迷走神经的影响，或者通过更长的吸气提升交感神经的影响。

- 吹泡泡：要想成功地吹出一连串泡泡需要深吸气以及长而缓慢地呼气，来访者可以与他人一起吹泡泡来增加乐趣。

- 吹奏乐器可以增强迷走神经张力。卡祖笛不贵并且使用起来简单有趣！

- 通过呼吸引入激活状态：有时候来访者的自主神经需求是提升能量。此时呼吸训练可以用来有意识地放松迷走神经刹车，引入更多能量。增添活力的呼吸方式有很多，包括火呼吸（breath of fire）和快乐呼吸（breath of joy）。

呼吸可以体现来访者的自主神经状态，"你怎么呼吸"的问题与"你在自主神经系统映射地图上的什么位置"直接相关。呼吸是影响神经系统状态的一种直接、快速、容易使用的方法。呼吸是自主神经调节的入口，基于对这句话所蕴含的基础概念的理解，在将呼吸训练引入治疗过程，以及邀请来访者关注两次咨询之间的呼吸训练方面，治疗师都可以采取一些有创造性的方法。我们呼吸的方式传递了很多关于我们的身体状态以及生活体验的信息。

通过接收和传递声音来调节神经系统

世界从不安静。

——阿尔贝·加缪（Albert Camus）

声音是自主神经系统"窃听"环境的媒介之一。我们祖先得以生存的部分原因是他们可以听到那些看不见的威胁发出的声音并做出反应。经过自主神经系统的演化，古老的声音记忆仍然存在。

声音包含有关生存的信息，会促使我们靠近或者退缩。胎儿在子宫中就可以听见声音，因此一出生就已经能够识别母亲说话的声音。因为自主神经系统会对不同的声音特性做出反应，所以我们所处的声音环境会促进恢复或者触发生存反应。我们的自主神经系统需要的是能让社会参与系统活跃起来的多样的声音景观。

在格林童话的著名故事中，小红帽说："你的耳朵好大。"狼回复道："这是为了更好地听你的声音，亲爱的。"但其实让我们听到代表友谊和危险的声音的并不是大耳朵。实际上，中耳的肌肉使得哺乳动物能听到这些声音。回看我们的演化史，在下颌骨首次形成双关节结构的时候，组成哺乳动物耳朵的三块骨头（鸟类和爬行动物只有一块）脱离了下颌骨（Anthwal, Joshi & Tucker, 2013）。因此，哺乳动物现在可以听见新的声音。重要的是，人类声音的频率是经过演化的中耳能够接收的（Porges, 2011a）。

通过声音，我们可以接收安全和危险信号。我们通过固有的神经通路以及由经验塑造的通路做出反应。声音频率和音高的差异会激活不同的自主神经状态和情绪体验（Porges, 2010）。自主神经系统将低频的声音（比如雷声或火车的隆隆声）视为捕食者的声音，将高频的声音（比如恐怖的尖叫声或宝宝的哭声）视为痛苦和危险的信号。我们对这些类型的声音做出反应时会失去对安全的神经觉，并且我们的自主神经系统会激活生存反应。

听到和看到代表安全的信号的体验不是完全互不相关的。控制眼睑的神经通路与控制中耳肌肉以使我们听到人类声音的神经通路是相同的（Porges, 2011a）。在关系中，包括治疗关系中，眼神接触被赋予了很高的价值。我们经常会为持续的眼神接触赋予积极的意义，对中断眼神接触进行消极的诠释。基于多层迷走神经的视角，维持和破坏眼神接触会被理解为，我们在尝试找到自主神经系统地图上"最合适"的位置时对状态进行的调节。有时候，当眼神接触过多时，听觉通路会成为联结的完美入口。我的眼神和声音让一位来访者觉得安全，她知道当她眼神移开时，我的声音会持续陪伴着她，直到她准备好再一次看向我的眼睛。她说我的声音会跟随她进入断联的状态，并给她提供回到联结状态的指引。教导来访者，让他们了解自主神经系统在调节联结水平方面具有直觉智慧，然后跟他们一起通过画面和声音追踪调节的体验。

安全的声音

> 语言是灵魂的镜子。
>
> ——普布里乌斯·西鲁斯（Publilius Syrus）

2014 年的盖洛普民意调查显示，短信是美国 50 岁以下群体最常用的沟通媒介。《时代》（*Time*）杂志针对手机的调查（2012 年的调查，来自美国、英国、中国、印度、韩国、南非、印度尼西亚以及巴西的约 5000 个不同年龄和收入水平的人参与了调查）显示，32% 的参与者更愿意通过短信沟通而不是打电话，即使是和他们很了解的人联系也是一样。手机帮助我们保持联系，但通常让我们通过不出声的沟通实现这一点。

交谈会训练社会参与系统的诸多部位：腹侧迷走神经控制呼吸，喉咙发出声音，听觉通路使我们听到声音；第 V 对脑神经（三叉神经，trigeminal nerve）与嘴巴移动发出声音相关，第 VII 对脑神经（面神经，facial nerve）与我们说话时面部移动相关。我们更倾向于使用电子邮件和短信，但交谈也是很重要的，请记住这一点。我们中的大多数人在一天中有持续的内部语言（inner speech）体验，它包含丰富的听觉内容（Scott, Yeung, Gick & Werker, 2013），而我们出声自言自语并非不常见。与自己交谈可以训练说话涉及的脑神经，让我们了解自己声音的听觉特性，并可以尝试不同的音高和韵律。

对话会增加交谈的互惠体验。我们通过聆听和回应的模式来训练迷走神经刹车。对话内含轮流的规则，所以讲话的人和聆听的人可以避免间隙和重叠，找到时机来创建对话的流动（Filippi, 2016）。迷走神经刹车放松时，我们将能量带入交谈；迷走神经刹车重新启动时，我们进入安静的聆听状态。对话双方的模式不同步带来的结果通常是生物性冒犯——违背神经预期并断开联结（Porges, 2017a）。在对话被中断时，内部状态和外部状态之间的移动是不平均的，因此我们会体验到自主神经的不调谐。

很多来访者独自生活，缺少频繁与他人交流的机会。缺少社会联结不仅会带来孤独和自主神经痛苦的风险，也会导致对话的机会受限。这样的来访者没有机会进行对话涉及的神经练习，包括迷走神经刹车训练、追踪生物性冒犯的时刻、进行修复，以及体验互惠的交替节奏。将沟通互惠带入治疗可以给来访者提供机会练习，而可预测的语言体验可以建立安全的联结。

治疗师如何与来访者一起探索他们发出声音、接收声音的方式？通过多层迷走神经理论，我们认识到了韵律，即声音的节奏规律所具有的重要性。声音的音高可以有效传达情绪状态（Belyk & Brown, 2016）。单调的声音，或者过于尖锐、过于低沉的声音，都会使神经系统对可能的危险保持警觉，而适当节奏模式的声音会让听到的人进入安全的联结状态。韵律会传达词语背后的内容，传达说话者的意图。许多来访者的常见体验是，自己的自主神经系统了解到和听到词语背后蕴含的危险信号，他人却告知自己这种感受并不是现实存在的。其实人类能可靠地广泛识别用声音表达的情绪，即使说出来的词语与情绪不同步也是如此（Belyk & Brown, 2016）。

练习 玩转韵律

- 和来访者一起创建一个可以激活他们的三种自主神经状态的词语清单，然后尝试用不同的语调读这些词语。记录每个词语带来的反应之间的细微差别。来访者的自主神经反应有变化吗？如果状态转变了，来访者的心理故事有变化吗？

- 随后，尝试用不同的语调表达陈述句。"我很好"或者"我没关系"是常见的陈述句，也很容易充当测试材料。请来访者找到日常生活中熟悉的其他陈述句。用多种语调把这些句子讲给来访者听，并请他们探索韵律如何影响他们对内容的信任。他们接收到什么自主神经信息？请来访者用不同的语调将这些句子读给你听。他们对自己语言的韵律变化产生了怎样的自主神经反应？

- 和来访者一起识别那些可预见能够激活自主神经生存状态的常见词语，也就是他们的语言触发点。来访者通常会找到一个能带来交感神经或者背侧迷走神经激活的特定词语。这些词语已经通过经验与危险或者生命威胁建立了联系，现在我们可以预见，它们能使来访者向自主神经保护状态移动。了解自己的触发点对来访者来说是有用的。举个例子，我的一位来访者发现自己听到"离开"这个词时会立即产生背侧迷走神经反应，而听到"休息"时则会产生腹侧迷走神经反应。请来访者与生活中的重要他人分享自己的触发词，并找到在日常生活中使用的替换词。

- 和来访者建立一个能让他们腹侧迷走神经能量活跃的词语

清单。这些词语能成为来访者可以在咨询之外使用的资源，帮助他们要么回到腹侧迷走神经状态，要么对当下的腹侧迷走神经状态形成积极评价。这些词语可以轻声说，也可以大声说。利用来访者在咨询中建立的腹侧迷走神经词语清单支持状态之间的转变。在咨询结束的时候，分享腹侧迷走神经词语以及来访者和治疗师互相说出和接收词语带来的互惠体验能够导向自主神经调谐的结果。

练习 通过声音爆发建立联结

声音会传递大量的信息。声音爆发（vocal bursts）是常见的声音现象，它作为语言表达的一部分可以让人在不说出词语的情况下传递情绪。不随意的呻吟和叹气以及随意的表达比如"啊"（ahh）、"嗯"（mmm）、"哦"（ohh）和"哼"（humph）都是声音爆发的例子。研究表明，当听到声音爆发的时候，聆听的人可以非常准确地抓取其中包含的说话人的情绪（Schröder, 2003; Simon-Thomas, Keltner, Sauter, Sinicropi-Yao & Abramson, 2009）。另外，声音爆发传递的意义可以被跨语言（Belyk & Brown, 2016）、跨种族（Belyk & Brown, 2016）理解。西蒙-托马斯等人（Simon-Thomas et al., 2009）通过查阅一组研究发现，人类的声音在不包含词语的情况下至少可以传达 14 种情绪。治疗师有时候会不知道说什么，或者担心会说错话，这并不稀罕。如果治疗师在不知道说什么的时候能够提供声音爆发，来访者很有可能也能接收到治疗师的情绪意图。

声音爆发在我们日常说话中很常见，它可以传达自主神经张力和情绪张力。注意这些非语言的安全信号及危险信号，它们会被自主神经系统接收并且可以被有意识地传递出来。

- 邀请来访者尝试传递和接收声音爆发，帮助他们注意两种行为分别对应的体验。他们的自主神经反应是什么？他们的故事是什么？

- 务必让来访者尝试各种声音爆发，包括传递联结信息的声音和传递保护信息的声音。

- 让来访者在没有眼神接触的条件下尝试声音爆发，此时声音是唯一的线索；然后再次尝试声音爆发，这次加上眼神接触以给声音增加视觉线索。什么发生了改变？

- 在咨询中追踪。在声音爆发被表达的时候停下来注意它。声音中包含了什么情绪？声音爆发使自主神经系统状态如何变化？

其他声音

英语中的"hum"（哼）源于拉丁语中的"humus"，后者的含义是"泥土"和"地面"。似乎每个人都会哼歌。虽然没有针对哼歌的研究，但是这个世界上充满了在哼歌时会感觉开心的人。即使是不太会唱歌的人也会大方地哼歌。哼歌可以提升腹侧迷走神经的张力。我发现，邀请来访者将哼歌当作一种自主神经练习，通常会带来微笑和积极的反应。

对很多人来说，唱歌是一种更具挑战性的体验。唱歌是一种引导呼吸的方式，可以训练喉部、肺部、心脏以及面部肌肉。唱歌需要来访者控制呼吸和改变姿势，这些都会调节腹侧迷走神经系统。在群体中唱歌可以增加互惠体验。当群体成员一起唱歌时，他们同步的呼吸可以提升心率变异性，而后者是迷走神经张力的标志（Vickhoff et al., 2013）。

吟唱（chanting；用多个音节吟诵单个音调）结合了声音、呼吸和节奏，需要人延长呼气时间，可以用于提升呼吸控制能力。研究表明，吟唱可以降低焦虑和抑郁，阻碍应激激素释放，并提升免疫功能。卡利安妮及其同事（Kalyani & colleagues, 2011）发现，在吟唱"OM"（与吟唱"ssss"相比）时观察到的脑部边缘区的失活与那些使用迷走神经进行刺激的研究中观察到的结果类似，这表明吟唱"OM"时，个体对耳部周围振动的感知有可能通过听觉通路激活了迷走神经。

　　哺乳动物的中耳数百万年来的演化使我们能够通过丰富多样的声音环境与世界建立联结。我们周围充满了声音，它们传递危险的信号，也邀请我们建立联结。自主神经系统天生就可以感知传递安全信号的特定频率的声音，以及传递警觉信号的其他频率的声音。我们对声音的自主神经反应会对安全、危险以及生命威胁的体验产生强有力的影响。

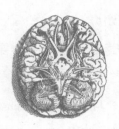

第十二章
通过身体调节自主神经系统

在列奥纳多·达·芬奇（Leonardo da Vinci）画《蒙娜丽莎》（*Mona Lisa*）、哥白尼（Copernicus）将太阳放在宇宙中心的差不多同一时期，笛卡尔（Descartes）拥抱了古希腊哲学家将心灵（mind）和物质（matter）分开的观念，定义了"心物二元论"（dualism）。基于这一不朽的遗产，笛卡尔二元论让医生去治疗身体，让心理治疗师去治疗心灵。这一生物医学模型带来了大量治疗疾病的医学知识和技术，同时限制了我们对心灵在身体健康中所扮演角色的理解（Mehta, 2011）。心理治疗聚焦于心灵，并把身体放在心灵之后考虑，这一点直到最近才有所改变。范德考克（van der Kolk; 2014）指出，尽管心灵-身体联结在过去被西方科学忽视，但是对它的理解现在无疑在改变治疗师对待创伤的方式。治疗师正在逐渐认可有效的治疗是身体导向的治疗这一观点。身体导向的心理治疗基于来访者与自己的关系、与他人的互动以及在世界上的活动，从根本上来说是一种心灵-身体体验（Bloch-Atefi & Smith, 2014）。从创伤到喜悦的全部体验都会体现在身体上，这一故事由自主神经系统讲述。

触　觉

触碰可以赋予生命。

——米开朗琪罗（Michelangelo）

在心理治疗的早期发展史中，就已经存在针对触觉（touch）使用的不同意见。弗洛伊德（Freud）首先参与其中并禁止治疗师触碰来访者；作为与弗洛伊德同时代的人，弗伦奇（Ferenczi）和赖希（Reich）认为身体是心理治愈的组成部分并且提倡触碰。在今天，利用触觉进行治疗干预的方法并不常被教给治疗师，而且实际上经常受到反对（McRae, 2009）。尽管触觉可以用于治疗，但是对很多来访者而言，过去与触觉相关的经历已经带来了伤害，并且他们可能缺失对与性无关的触碰的体验。触碰他人可能会令治疗师和来访者困惑。

触觉是我们沟通的基本媒介之一。从演化的角度看，那些能与他人密切合作的人生存了下来并取得了成功，这有可能是因为身体接触促进了亲近（Denworth, 2015）。触觉是胎儿在子宫中发展出来的第一种感觉，也是婴儿出生时最发达的感觉。皮肤是最大的人体器官，而触觉在我们生长和发育的过程中是不可或缺的。早期的触觉体验会影响成年之后的体验（Gallace & Spence, 2010）。

关于触觉具有治愈能力的科学研究结果不断出现，我们无法否认它们。触摸会诱发情绪、调节情绪并传达情绪（Gallace & Spence, 2010）。在特朗尼克的"面对面静止面孔"（face-to-face still-face, FFSF）范式中，母亲持续的触摸可以减轻婴儿因无法获取母亲的面孔信息而遭受的生理影响（Feldman, Singer & Zagoory, 2010）。一项 2009 年的研究表明，接收中等程度压力信息的成年参与者会体验从交感神经活动向迷走神经活动的转变，而轻柔的按摩会提升交感神经系统的反应（Diego & Field, 2009）。触觉会刺激自主神经系统，而对迷走神经的刺激能促使抑郁、痛苦和压力减少，以及免疫功能提升（Diego & Field, 2009）。

多伊奇（Doidge）在提到费登奎斯（Feldenkrais）时曾说："触觉对他来说总是很重要，因为他相信当自己的神经系统与他人的神经系统联结时，它们会形成一个系统，'一个新的实体……一个新的对象'。"(Doidge, 2015)触碰行为会将主动做出触碰行为的个体（治疗师）的状态信息提供给被触碰的个体（来访者），并且触碰可以传递存在感和共情（Papathanassoglou & Mpouzika, 2012）。很多来访者会因为缺乏人际触碰感到痛苦，这就是迈阿密大学医学院触觉研究中心主席蒂凡尼·菲尔德（Tiffany Field）提出的"触觉饥荒"（touch hunger; Field, 2014）。由于在治疗师接受的训练中关于使用触觉的警告非常常见，治疗师可能会感觉自己不能触碰来访者。这会对来访者的自主神经状态及其伴随的故事产生什么影响？

基于迷走神经的视角谈论和教授触碰的方式可以将触觉安全地带入治疗过程，并可以帮助来访者探索友好触碰的调节能力。回到他们的自主神经映射地图中，来访者可以识别分别是什么类型的触碰带来腹侧迷走神经的温暖、交感神经的焦虑以及背侧迷走神经的麻木。通过把针对触碰的自主神经反应与故事中的元素分开进行观察，我们可以把触碰体验当作一种生理事件来探索，并评估该体验所带来的痛苦和欢乐的强烈程度。当没有故事围绕时，来访者就可以开始与触碰建立新的关系。他们可以识别围绕触觉体验的代表安全和危险的自主神经信号，然后回顾先前的触觉体验，追踪联结或者保护的自主神经反应，并开始重新书写自己的心理故事。

世界各地的人都把身体接触，例如额头碰额头、摩擦鼻子、亲一侧或两侧的脸颊或者握手当作问候的方式。握手是一种在古希腊时期的浮雕中就已经出现的古老行为，在荷马（Homer）的作品《伊利亚特》(*Iliad*) 和《奥德赛》(*Odyssey*)，以及罗马硬币上面的绘画中都能见到。我们可以通过握手建立互惠的关系。通过握手开启社会互动被证明可以提升人们对信任的感知，激活他们对胜任力和可信度的积极评估，并可以减少回避行为（Dolcos, Sung, Argo, Flor-Henry & Dolcos, 2012）。

通过握手进行问候可以使治疗师向来访者的神经系统传递安全的信号，并使来访者的腹侧迷走神经做好进入治疗联盟的准备。而在咨询结束时，握手可以当作对治疗联结的肯定。通过握手来表达联结和意图的这种平常的举动会激活自主神经反应，并让治疗师能够与来访者开放地、轻松地就触碰进行沟通，以及帮助来访者追踪他们的自主神经反应。通过对触觉体验进行有意注意、利用自主神经反应层级追踪反应，以及引入明确的沟通这三种手段，我们可以将注意从内隐的神经觉带入外显的觉知。

如果治疗师对触碰感到不安，那么他们就无法有效地将触觉带入与来访者的合作。谈论触碰是一件很多治疗师和来访者都会回避的事情，但是进入这一谈话能够让人际关系中的友好触碰正常化。不进行与触碰相关的谈话和进行与触碰相关的谈话对来访者的影响一样大。建立对触碰的共识是一个随治疗进行逐渐推进的过程。

从自主神经系统的视角看待触碰，并在使用触碰的过程中牢记这一框架，就能够将安全带到通过身体接触建立的强有力的联结体验中。

基于自主神经映射地图的指引，治疗师和来访者可以建立对触碰的基于自主神经系统的共识。建立触碰共识的经历可以被视作一个机会，让治疗师去观察来访者对触碰的反应，将生理体验从心理故事中分离出来，以及针对不同类型人际触碰进行小实验。到对触碰的共识已经被完全探索时，治疗师和来访者已经一起识别了不同类型的触碰所具有的共同调节特性，并且决定了什么时候提供触碰，什么时候避免触碰。在触碰被设计用以传达特定信息，并且经常在理解其含义和运作方式的人之间使用时，它是一种有效的沟通方式（Bezemer & Kress, 2014）。治疗师应在脑中记住这些，并与来访者沟通与触觉相关的内容，建立对是否、何时以及如何将触碰用作共同调节资源的共享理解。什么类型的触碰是有效的调节器？什么类型的触碰会导致失调？在治疗过程中什么时候通过触碰来进行调节可能是有帮助的？不同来访者对这些问题有不同的答案。一位来访者可能告诉你他希望肩膀被触碰，而另一位来访者可能只希望手被触碰。有一些来访者在开始感受到向背侧迷走神经解离状态移动时想要被触碰，而很多处于交感神经激活状态的来访者只希望治疗师处在离他们有一定距离的位置。除了伸出手或者触碰胳膊、膝盖或者肩膀，还有一种触觉训练是将手放在来访者背部中间的位置，后者通常会激活来访者的腹侧迷走神经能量。值得注意的是，背部中间也是心轮（heart chakra，印度文化中指心脏的能量中心）后部所处的位置。通过说明你正在做的事情——"我正在把手放到你的后背，邀请你的腹侧迷走神经进入活跃状态，请感受那股调节能量正在开始恢复"，你可以将来访者的注意力引向腹侧迷走神经系统的调节能力，提醒他们注意这种身体固有的资源。除了感受用手进行的安全触碰以及调节能量的提升，近距离并排坐在来访者身旁也可以给他们带来温暖。来访者通常会感觉后者是安全的人际触碰体验。

作为来访者不能获得或不渴望人际触碰时的替代办法，以及人际触碰的补充手段，来访者的自我触碰（self-touch）以及对来访者自我触碰的模仿都是有效的。在需要时，来访者可以做出下面列出的姿势，而治疗师对其进行重复。说出想要达到的自主神经结果可以提醒来访者，他们的神经系统是一种生物资源，它做好了被激活的准备，以服务于调节状态。

- 将一只手或者双手放在心脏位置，这里是腹侧迷走神经工作的地方。
- 将一只手放在面部的一侧，另一只手放在心脏的位置，提醒自己的神经系统，面部–心脏联结具有怎样的力量。

- 将一只手或者双手放在枕骨底部（后脑勺儿），这里是迷走神经的起源地，或者将一只手放在枕骨底部，另一只手放在心脏位置或者面部的一侧，让迷走神经的根与更大的迷走神经系统建立联结。

- 用手"罩住"眼睛（Doidge, 2015）。手指放在前额的位置，手掌盖住眼睛但是不触碰它，引入副交感神经的能量。感受眼部周围的温暖和社会参与系统的活跃。

- 最后，触觉体验会被存储为我们可以有意识记起的触觉记忆（Charité-Universitätsmedizin Berlin, 2011）。治疗师应帮助来访者找到他们的积极触觉记忆，被记住的触觉可以作为资源唤醒触觉的活力。

运　动

我也随着这个变化世界的节奏而舞蹈。

——鲁米

早在出生之前，我们安全地待在子宫里时，运动就已经是生命所不可或缺的。这时候，在我们的体验中就已经把自己当作运动的生物，而这一体验会持续终生。自主神经系统会对身体的运动、姿势的变换做出反应，以维持稳定的内在环境，支持与外部世界的互动。压力感受器（baroreceptor）处于血管中，能对身体位置的变化快速做出反应，并通过迷走神经刹车的活动提升或降低心率。有意识地改变姿势会影响自主神经状态，变换姿势伴随迷走神经刹车的放松，这会带来激活感，随后迷走神经刹车重新启动会带来平静感（Porges & Carter, 2017）。改变姿势（包括躺下、坐着、站着、转向、摇晃、前倾）会改变自主神经张力。

通过运动来影响自主神经系统的方式之一是使用治疗球（therapy ball）。坐在治疗球上需要来访者不断地运动。有崩溃倾向的来访者为了避免摔倒就需要做出微小的、持续的身体调整，而这可以使他们的系统保持足够的能量流动，进而让他们远离背侧迷走神经的非动员状态，因此他们也更加能够保持现状。对于那些有交感神经活动倾向的来访者，为保持待在球上的姿势而调整运动强度能够自然地引入迷走神经刹车活动。

一份罗切斯特大学护理学院的研究表明，疗养院中患有认知障碍的人在使用摇椅时会有积极的反应，包括药物需求减少，平衡能力提高，以及焦虑、抑郁、压力表现减少（Watson, Wells & Cox, 1998）。这些结果的产生依赖协调的自主神经系统。多层迷走神经理论给这些结果提供了合理性，提

醒我们"摇晃会对迷走神经产生有效和直接的影响"（Porges,

2011a）。因此咨询室中的摇椅是一种帮助来访者"走进"调节

状态的工具。

探索边界

靠近的动作以及接纳性的手势可以促使对他人的积极态度
建立起来（Fuchs & Koch, 2014）。基于自主神经系统的视角，
我们可能会将这种积极态度视为腹侧迷走神经对联结的开放性
受到激活的结果。平稳过渡的移动可以促使对环境的接纳性提
高（Fuchs & Koch, 2014），这也与腹侧迷走神经反应相符。垂
头弯腰坐着的人会记住更多消极事件，而坐直的人会记住更多
积极事件（Fuchs & Koch, 2014），或许这种差异出现是因为自
主神经张力的差异。基于自主神经系统的视角，移动被禁止通
常会带来交感神经或者背侧迷走神经的激活，同时会破坏情绪
的体验和加工（Fuchs & Koch, 2014)。

自主神经系统是一个运动的系统。在"三个动作"练习
中，来访者使用"向内、向外、中心"的动作来探索状态之间
的界限并训练迷走神经刹车。

练习 三个动作

- 从"中心"开始。请来访者找到能让他们处于腹侧迷走神经调节状态的姿势，然后让来访者开始慢慢地向内移动，低下头、向前弯腰、收缩胳膊和腿，并让他们密切追踪自己的自主神经状态。从中心向内移动的过程中，活跃的迷走神经刹车会带来有细微差别的安静、深深的放松以及平和的静止状态。请来访者追踪这些细微的转变，并在每一次发生转变时向你描述他们的体验。在极端情况下，来访者会收缩到婴儿的蜷缩姿势，而这通常与背侧迷走神经对应的崩溃相关。请来访者的姿势收缩到刚好到达安全边界的程度，也就是滋养状态开始变成消耗状态的程度。此时他们的迷走神经刹车无法再有效发挥作用。让来访者开始慢慢展开身体，回到中心，并注意这个过程中伴随姿势变化产生的细微转变。

- 请来访者重新建立与腹侧迷走神经的联结，并重新处于中心位置。

- 然后请来访者慢慢向外转变，向上向外伸胳膊，抬头看天并向后挺起背，同时密切追踪自己的自主神经状态。在极端情况下，这种动作会使得胸部和喉咙暴露出来，进而导致脆弱的不安全感产生，但在达到这一状态之前，伸展会带来活力、决心和喜悦。请来访者追踪这些细微的转变并描述出来，然后再一次让姿势保持在刚好达到安全边界的程度。此时他们的迷走神经刹车无法让系统保持调节，并且从提供能量的状态转变为具有压倒性的状态。让来访者开始缓慢地从伸展姿势回到中心，并报告这个过程中伴随姿势变化产生的细微转变。

在中心、向内、向外三种姿势间转变是一种训练迷走神经刹车的自然方法。来访者可以经历全部的姿势变化，也可以选择只进行收缩或者伸展训练，追踪实时的转变，并与在"边界之间"找到的广泛的腹侧迷走神经体验建立联结。作为训练，这些动作能给来访者提供直接的办法，以建立与腹侧迷走神经平静状态下的恢复力的联结，以及与腹侧迷走神经生命热情状态下的延展力的联结。

基于社会参与系统元素的尝试

和他人的每一次接触都是如此罕见、如此珍贵，我们应该加以保护。

——阿娜伊斯·宁（Anaïs Nin）

面部表情、眼神注视、语调和倾斜头部都是安全信号，而这些标志的缺失是一种会诱发保护的自主神经状态的危险信号。一种体验可能带来有朋友陪伴的感觉并产生安全和联结的故事，另一种体验则可能带来处于陌生人甚至敌人身边的感觉并产生危险和孤独的故事。这两类自主神经体验受到由第 V、VII、IX、X 和 XI 对脑神经组成的社会参与系统的调节。

练习 墨镜实验

从面部表情了解情绪是社交互惠的一部分，人们在加工面孔特征的时候注意得最多的是眼睛（Chelnokova et al., 2016; Domes, Steiner, Porges & Heinrichs, 2012）。该训练使用墨镜遮住我们在寻求联结的过程中眼部周围的肌肉（眼轮匝肌）传递的信号和眼睛搜寻的信号，并使用社会参与系统的元素——眼神注视、面部表情、头部转动和倾斜，以及发出的声音——来试验安全和危险信号。在进行每一步之后，花时间与来访者沟通自主神经体验。确保来访者在练习结束时能够完全回到共同调节和联结的状态。

墨镜实验看起来简单，但其实会带来强烈的自主神经反应。这一训练强调神经觉创建恐惧、焦虑、怀疑的故事的能力。即使是在一段长期调谐的关系中，当眼睛被遮住时，不安全感的强度也会快速上升，并伴随"我所处环境现在是危险的"这一自主神经故事的产生。这一训练也涉及社会参与系统在恢复安全和联结方面的能力。当眼睛被展示出来，声音也被添加进来时，自主神经系统会放松，重新联结得以发生。

这一训练适合个体、夫妻、家庭以及群体。在不仅包含治疗师和来访者的更大群体中，治疗师从参与者变成辅助者。

- 治疗师和来访者都佩戴有黑色镜片的墨镜，遮住眼睛，看着对方的同时保持没有表情、头部不移动、不发出声音的状态。这可以有效限制社会参与系统传递的安全信号。

- 来访者取下墨镜，治疗师戴着墨镜。治疗师首先保持面无表情、头部不动并保持沉默。然后转变为有面部表情，头部转动和倾斜，并通过声音爆发（"啊""嗯""哦"）提供联结的声音。

- 来访者戴上墨镜，治疗师取下墨镜，二人重复上述过程，先抑制再激活社会参与系统。

- 最后来访者和治疗师都取下墨镜，并通过眼神接触、微笑、头部自然倾斜，以及声音爆发建立联结。这会带来一种明显的轻松感，通常伴随着微笑以及距离靠近。随着二人回到共同调节状态，腹侧迷走神经的安全感也得以恢复。

暖 心

在社会参与系统激活时，你伸出手，来访者可以感受到你的温暖。感知到的温暖是人们在决定如何回应他人时参考的最重要的因素，并且这些决定只需非常短的时间就能做出（Fiske, Cuddy & Glick, 2006）。那些被感知为温暖的人会传递安全的自主神经信号，发出靠近和联结的邀请。

加工社会温暖（social warmth）和身体温暖（physical warmth）的脑系统和身体系统有共同的通路（Inagaki & Eisenberger, 2013）。身体温度会影响我们感知他人以及与他人互动的方式，并且能促进人际间的温暖（Williams & Bargh, 2008）。在缺少社会温暖时，我们会无意识地尝试通过身体温暖进行自我调节。在感受到联结或排斥时，我们皮肤的温度实际上通常会相应发生变化（Ijzerman et al., 2012），在缺少社会温暖时通过操纵温度来增加身体感受到的温暖可以改变这种体验。温暖的环境、用热水淋浴或者泡热水澡、喝热饮以及热敷都会改变人们对他人的印象，并带来朝向联结的积极转变（Williams & Bargh, 2008）。

对身体温暖以及用身体温暖代替社会温暖做出的反应并不是被有意识地选择的。将这些内隐的反应带入外显的觉知，然后和来访者一起探索身体温暖的可能性，这可以增加自主神经调节的选项。身体温暖不能取代社会温暖，但可以减轻感受的强度。端着一杯热茶这个简单的行为可以提升对温暖的身体感知，进而提升对温暖的心理感受。洗热水澡或者泡澡可以减轻社会排斥的感受。裹在温暖的毯子里可以缓和孤独的感受。暖心既是身体感受，也是心理感受。

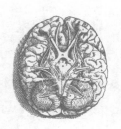

第十三章
基于脑的迷走神经调节

想象一条繁忙的高速路，有四条车道向北，有一条车道向南。这就是迷走神经工作的方式：四条感觉信息通路将信息从身体传输到脑，一条运动反应通路将信息从脑传输到身体（Schwarz, 2018）。迷走神经纤维80%都是传入神经（从身体到脑），它们形成了一条"自下而上"的信息通路；其余20%是传出神经（从脑到身体），从大脑皮层发出，到社会参与系统的核心结束。这些通路创建了自上而下调节的机会，通过这些调节我们可以使用神经练习来提升迷走神经张力。

品味的艺术

你的记忆可以成为所有甜美声音与和谐的栖身之所。

——威廉·华兹华斯（William Wordsworth）

品味指让过去的某个积极时刻变得鲜活，并有意地欣赏这段经历中的单个元素，使它的积极影响产生并放大的活动。瑞克·汉森（Rick Hanson, 2009）提出的"接受美好"（Taking in the Good）训练就是很好的例子。基于自主神经系统的视角，品味可以赋予腹侧迷走神经系统能量，品味体验是品味过程（将积极事件转化为积极感受的一系列行为）和品味信念（个体对自己享受积极体验能力的知觉）的结果（Bryant, Chadwick & Kluwe, 2011）。

品味与调节情绪相关（Speer, Bhanji & Delgado, 2014）。我们会自然而然地回忆过去，从前的经历会将我们拉回幸福的时刻。有意地让积极的记忆变得鲜活是一种积极主动地维持和深化腹侧迷走神经状态的方法。记起积极的自传体记忆帮助人们管理消极影响（Carl et al. as cited in Speer et al., 2014）。品味的重要作用也可能体现在调节和维持积极情绪上，而后者可以促进健康（Speer et al., 2014）。减轻积极体验的强度或者缩短其持续时间的抑制性行为也可以调节品味体验（Bryant et al., 2011）。

一些来访者关于品味的信念不仅无法支持积极体验的强化，而且起到抑制作用。"我无法让自己享受这些，因为这样我就会想要更多"以及"好的东西从不持久"的想法都是起到抑制作用的信念的常见例子。

布赖恩特（Bryant）和韦罗夫（Veroff）指出了几种可以提升和延长品味体验的方法（as cited in Jose, Lim & Bryant, 2012）。在通过多层迷走神经的视角进行审视时，有两种策略被认为可以提升品味的价值，它们尤其有意义。一种策略是通过语言与他人分享体验，这会增加互惠性；另一种策略是专注地体验身体感受，聚焦于腹侧迷走神经体验和社会参与系统中的信息。对那些只能偶尔体验到积极日常体验的人来说，品味这些时刻能够帮助他们感受这些闪光点。那些持续使用品味功能的人，即使在缺少积极生活事件的时候，也可能维持积极的心境（Jose et al., 2012）。

进入品味时刻是一种神经练习。我们可以通过注意当下的体验或者通过有意识地进行回忆来进入品味时刻。我们可以品味某种状态，也可以品味某种体验。品味状态的行为会让人只关注对体内腹侧迷走神经活动的感知，并基于生理情况建立享受行为的框架。对很多来访者而言，品味状态是起始点，它造成的神经挑战的数量恰好是成功地体验品味这种活动所需的。通过这种方式，品味可以把状态从故事中分离出来，让来访者可以留意和命名，并简单地把自主神经状态当作生理状态对待。当来访者开始能够品味状态，品味体验就会带来画面、感受和想法，而这些会带来腹侧迷走神经主导的时刻，并提高来访者对生理系统和心理系统联结方式的理解。

在临床工作中，治疗师可能需要寻找可以进行品味的时刻。即使在最复杂的案例中，来访者也经常具有这些闪光点，但是通常未注意到它们。通过使用品味的框架、寻找腹侧迷走神经时刻以及停下来花时间注意它们，治疗师可以向来访者传达识别调节时刻具有重要性的观念。这不是贬低或轻视来访者的痛苦，而是帮助他们有意识地记起自己具有内在的生物资源并使用它们。在满是创伤的生活中，也有一些腹侧迷走神经安全和联结状态的时刻值得品味。一旦来访者理解了品味的科学性，并且习惯停下来进行品味，他们就可以开始自己寻找用以品味的时刻。

练习 品味状态

- 将注意力引到某个腹侧迷走神经的调节时刻。

- 保持该状态对应的身体感觉（例如呼吸、心跳、温暖、能量流动和对内在空间的感知）。

- 想象迷走神经刹车的运作是轻松、平缓的，保持腹侧迷走神经能量的流动。

- 将注意力引向充分地品味这种状态，在这种品味体验上停留 20 ～ 30 秒。

　　如果交感神经或者背侧迷走神经的反应开始产生干扰，治疗师可以将来访者的注意力引向启动迷走神经刹车以维持品味行为。你可以请来访者感受他们迷走神经刹车的能量如何安全地调节品味时刻。在来访者进入品味训练之前，首先帮助他们想象迷走神经刹车放松和重新启动的画面是有益的。后续在需要的时候，你可以使用这些画面帮助来访者维持品味体验。来访者创建的迷走神经刹车画面通常涉及自行车的刹车，打开或者关闭的桥、门。

练习　品味体验

- 将注意力引到某个腹侧迷走神经的调节时刻。
- 通过身体感受这个时刻，引入伴随这个时刻出现的图像、感受和想法。
- 积极地接收完整的体验：视觉、声音、情绪、信念以及身体，引入生理和故事的集合。
- 完全专注于体验，保持 20 ～ 30 秒。

如果在品味体验时交感神经或者背侧迷走神经的反应开始产生干扰，你可以请来访者分享体验中的单个元素。通常，大声说出品味体验中的片段就足以把来访者带回腹侧迷走神经体验。

虽然进行品味 20～30 秒听起来容易，但是对于一部分来访者来说，即使是在获得了支持的情况下，进行品味 20 秒也是过大的挑战。如果品味从一种深化的体验变成了一种抑制的体验，它就失去了益处。帮助来访者尝试适应他们自主神经时间线的品味练习。通过训练，迷走神经刹车的能力提升，来访者就能够进行更长时间的品味练习。那些觉得进行品味 30 秒很容易并且可以品味更久的来访者则要遵守 20～30 秒的时间限制，因为进行这些品味练习的目的是快速提供资源。

分享品味故事是一种让来访者强化体验的方法。当语言加入这个过程，并且故事在一段安全、调谐的关系中被分享的时候，来访者的体验就会发生改变。我们会品味重述的过程。当治疗师邀请来访者分享品味体验时，来访者通常会报告一种体验扩展和延伸的感觉。在咨询之外，来访者可以与他们相信有兴趣回应他们描述的其他人分享品味体验。

鼓励来访者在任意一个他们注意到并且想要纪念的、由腹侧迷走神经状态主导的时刻停下来并且进行品味。在品味的过程中加入互惠性可以增强和延长体验，但缺少分享元素的品味行为也会作为个体训练带来益处（Jose et al., 2012）。

练习 把 SIFT 当作资源

丹尼尔·西格尔（Siegel, 2010）用首字母缩略词 SIFT 指代识别思维活动并加以明辨的过程中，出现的身体感觉（sensation）、图像（image）、情绪感受（feeling）和想法（thought）。明辨是一种去认同（dis-identification）的方式，基于此对 SIFT 进行识别是分离的过程。但是，对 SIFT 进行识别也可以用作合并的过程。利用这一方法品味腹侧迷走神经体验能将感觉、图像、感受和想法结合到一起，建立可以随来访者意愿恢复的资源。

帕特·奥格登（Pat Ogden）在感觉运动心理治疗模型（Sensorimotor Psychotherapy model）中，用"当下体验的五个模块"（想法、情绪、活动、身体感知、五感知觉）将正念引入积极体验。这种方法给腹侧迷走神经时刻提供资源的方式与下列 SIFT 识别练习类似。

建立 SIFT

在 SIFT 识别练习中，身体感觉、图像、情绪感受以及想法这四个元素被放在一起，以建立腹侧迷走神经参与的、整合的生理和心理体验。治疗师可以通过两种方式让来访者找到用于 SIFT 识别练习的体验。一种方式是让来访者在治疗过程中聆听关于安全和联结的故事，并选择一个时刻尝试 SIFT 识别练习。另一种方式是让来访者做出参与 SIFT 识别练习的决定，并主动检索腹侧迷走神经记忆以供使用。

- 当用于 SIFT 识别练习的经历确定后，请来访者讲述记忆中的故事，并和他们一起聆听其中最鲜活、最易获取的元素（身体感觉、图像、情绪感受、想法）以开始 SIFT 识别练习。从哪个元素开始并不重要。起始点明确后，治疗师通过重复来访者对那个元素的陈述开始识别 SIFT 的过程。余下层级中的元素随练习进行一次一个添加进去。

- 在来访者分享每个元素时，治疗师重复来访者的描述，把来访者的话反向提供给他们，让他们能够了解自己表达的内容。当后续的元素被添加进去时，建立 SIFT 的层级，每次练习都重复整个序列。通过这种方式，治疗师可以和来访者一起掌控 SIFT，反过来向他们说出他们自己对每一层级的丰富描述，并帮他们建立腹侧迷走神经体验。

- 当四个层级都完成时，向来访者叙述 SIFT 的全部内容，请他们处在已完成的 SIFT 代表的体验中，并让它充满自己的身体和心灵。

- 请来访者给他们的 SIFT 拟一个标题，将其当作一种与新资源重新建立联结的简单方式，然后在卡片上写下标题和层级让来访者带走。例如：

海滩	安全
S:脚下的沙子温暖	S:胸部的呼吸空间
I :向远方延伸的长长海滩,温柔的浪花	I :站在阳光里
F:快乐	F:开放
T:我到家了	T:我还好

　　建立 SIFT 之后,下一步就是测试它并强化它作为资源的可获得性。彼得·莱文(2010)提出使用摆动技术来安全地、有意识地在激活和放松的状态间转变。在强化 SIFT 的应用的过程中,治疗师可以使用摆动技术训练迷走神经刹车。来访者会自然地倾向 SIFT 中的某个元素,并将其识别为最容易充当着手点的元素。探索使用摆动技术的第一步是识别对来访者而言四个层级中的哪一个在他们开始重建 SIFT 的时候最容易激活。

- 通过描述四个元素帮助来访者唤醒 SIFT。

- 然后请来访者识别一种会带来"神经挑战"的体验以训练他们的迷走神经刹车。来访者可能会选择告诉你挑战是什么,但是这不是必要的。在这个训练中,自主神经系统的挑战只充当一种训练迷走神经刹车并提升腹侧迷走神经灵活性的方法。用于训练的第一个挑战应该是刚好能带来一点儿自主神经失调的小挑战。

- 来访者从 SIFT 反映的腹侧迷走神经状态进入交感神经或者背侧迷走神经影响提升的状态，将注意力放在被选定的挑战上，并在感受到自主神经状态转变时告知你。

- 在来访者识别到状态转变时，帮助他们使用迷走神经刹车，并通过回忆 SIFT 回到腹侧迷走神经的调节状态。来访者首先描述他们认为最容易让他们的状态恢复的元素，然后再加上其他层级中的元素，直到重新创建出完整的 SIFT，并且来访者确认自己回到腹侧迷走神经的调节状态。

- 在不同的测试体验中，利用相同程度或稍微强一点儿的神经挑战重复这个摆动的过程。挑战的变化取决于来访者的反应。重要的是，来访者不会进入完全的交感神经动员状态或者背侧迷走神经崩溃状态。这样做的目的是让来访者成功地放松和重新启动迷走神经刹车，并建立对回到调节的能力的信心。

- 如果来访者回到 SIFT 的调节状态比较困难，治疗师可以使用自己的社会参与系统传递强烈的安全信号（更多地使用韵律、距离靠近、面部表情等要素）。

- 在训练结束时，回顾 SIFT 和摆动体验，帮助来访者清晰地注意到他们在迷走神经刹车以及成功地在状态之间转变方面具备的能力。

　　尽管 SIFT 不用于解决具有挑战性的体验，但是它可以用于探索如何在被来访者识别为痛苦的未来事件中引入更多的腹侧迷走神经调节功能。来访者在治疗的过程中可以创建很多 SIFT 列表，然后把每一个 SIFT 都写在卡片上并建立索引。这样一来，来访者就可以用简单容易的方式记住和重新联结他们的 SIFT 资源。我在训练中会使用荧光的索引卡片。事实证明它们使来访者能够很容易地进行检索，并逐渐积攒一堆色彩丰富的卡片。基于对互惠性的关注，我会帮助来访者写下他们的 SIFT 卡片并交给他们，以增加我自己的腹侧迷走神经能量。

练习　三种新方法

　　在腹侧迷走神经状态下，好奇心会让我们通过反射性的自下而上过程去探索、参与活动，并构建意义。我们也可以通过自上而下的好奇心来有意识地探索新的挑战性事件（Kashdan, Sherma, Yarbro & Funder, 2013）。我们在相信自己可以接触新信息、探索新信息时，就会产生好奇心（Kashdan et al., 2013）。基于自主神经系统的视角，当神经觉为安全时我们可能会变得好奇。对很多来访者而言，任何新事物都是危险的。他们支撑好奇心的反应灵活性被适应性生存反应的非动员状态替代。进行那些邀请来访者寻找新信息的训练时要引入滴定技术，循序渐进地练习，进而使来访者的自主神经系统远离保护性生存反应，并维持足够的腹侧迷走神经影响以唤起对过程的好奇。

在来访者开始积极塑造他们的自主神经反应模式时，找到并感受微小的转变是重塑模式过程中重要的一部分。转变思考和塑造行为带来的改变要么过于极端，要么过于微小（Berger，2016）。基于金发女孩原则，被认为过于不同的事情会导致恐惧，过于相似的事情则让人认为无需做出改变。在改变刚好合适时，来访者才会感到足够安全，进而接近它。在应对逐渐增加的变化时，强调小的差异是重中之重（Berger，2016）。如果不仔细观察，来访者通常会错过微小的变化时刻，转而关注自身熟悉的习惯性反应。当失调成为习惯性反应时，来访者需要找到一种方式来安全地寻找自主神经调节的微小时刻。本练习提出的三种新方法可以在这个过程中支持来访者的日常训练。

在做出判断和预测时，"三"是重要的数字（Carlson & Shu，2007）。"三原则"（rule of three）指出，在感知新出现的模式时，第三个重复的事件会成为关键点（Carlson & Shu，2007）。因为来访者处在习惯性反应模式中，所以感知一种新的模式既是难以实现的，也是极其重要的。利用三原则来引导训练，请来访者在一天结束的时候花时间回顾他们的自主神经反应。是否有时候他们的反应与之前不完全一样？是否有时候他们会用稍微不同的方式反应？是否有时候他们的自主神经状态不那么紧张？是否有时候故事会发生一点儿改变？这些是重要的微小时刻，它们会干扰旧的、熟悉的反应模式，表明改变正在发生。坚持每日记录"三种新方式"让来访者可以追踪他们的自主神经状态以及伴随状态的故事变化。我通常会让来访者与我分享他们日常生活中的三种新方式，并与他们一起对其进行追踪。有一位来访者告诉我，尽管她仍然无法想象她所说的"大写的乐趣"，但她可以预见自己能体验"小写的快乐"。随着时间推移，来访者能够看到新模式稳定下来，并开始相信现在这些感受不是反常现象，而是他们的日常体验。

练习 连续体

活着，还是死去。

——威廉·莎士比亚

我们有类别（category）和连续体（continuum）两种思维方式。使用类别的思维时，我们会把人和事都放在两个完全相反的类别中，这会塑造我们如何感知自身的感受、如何融入他人（Satpute et al., 2016）。相反，使用连续体的思维时，我们会将注意力引到微妙变化上，并带来一种反应逐渐变化可以实现的感觉（Master, Markman & Dweck, 2012）。创伤通常会造成基于类别思维的、"全或无"的思考方式，没有中间地带。建立连续体工作表（见本书第 279 页）让来访者可以识别端点并探索在两个极端之间逐渐转变的感受。通过使用调节和失调的端点，来访者可以探索哪些区域通常不处于调节状态，探索联结和保护之间的空间。

- 帮助来访者选择可以聚焦的习惯性体验或者信念，让他们命名这个连续体上熟悉的一端，然后考虑可以用什么词语描述相反的一端。描述连续体两端的词语因人而异，并且通常是出人意料的（例如，来访者可能分别描述这两端是"破碎的和参与的""孤独的和联结的""灾难的和平和的"）。

- 建立连续体之后，请来访者开始探索两个端点之间的空间。让他们思考：在这个连续体上来回移动时会发生什么？他们的自主神经状态如何改变？他们的故事如何改变？什么会阻碍改变？

- 帮助来访者命名连续体中的位置，并把这些词语写在轴上的对应位置。之后，让来访者从一端开始，缓慢移动到另一端。请来访者在每个位置停留，感受自主神经体验，并分享故事。

练习　通过状态观察

　　从三种自主神经状态的视角，我们对同一段经历会有三种不同的看法。每一种状态都会渲染感受，使我们做出某种行为或者阻碍我们采取行动，并创造出这种状态下的独特故事。腹侧迷走神经的故事会包含安全和关心的元素，交感神经系统会书写焦虑、愤怒和行为的故事，而背侧迷走神经描述的故事则是崩溃的、无希望的。分别通过三种自主神经状态观察体验，来访者能够深入地理解不同状态如何创造独特的故事。

- 选择一种体验。
- 简单地描述自己的体验。
- 如自己处在另一种状态一般去读这些内容。在不同状态下读出这些内容时，相同的词语听起来会有差异，并且会传递不同的含义。
- 注意声音、感受和故事，并比较三种体验。

　　断联和联结的体验都很常见，这使得它们成了试验的好材料。以断联体验为例，简单的描述可能是"我不干了"。在背侧迷走神经的状态下，它听起来是苍白沉闷的，像是在失败后撤退，并可能带来"再也无法建立联结"的故事。在交感神经的状态下，这句话听起来是烦躁、刺耳的，像是拒绝，并可能创建"在愤怒中离开"的故事。在腹侧迷走神经的状态下，这些词听起来带有善意，让人感觉受到关怀，并且故事可能有美好的结局。

对联结的体验来说，描述可能是"我同意"。在背侧迷走神经的状态下，这句话听起来死气沉沉，有屈服的感觉，会带来关于随波逐流的故事，因为它"反正不重要"。在交感神经的状态下，这句话听起来是刺耳的，有攻击性，并可能会带来关于不情愿地妥协让步的故事。在腹侧迷走神经的状态下，这句话代表参与，伴随着快乐的感受，并会带来联结的故事。

处在中间

你来到这里前走过的路已然远去，前方的路仍然未知。

——约翰·奥多诺休

积极重塑神经系统模式的体验是一种转变的体验。过去不再真实，未来仍不清晰。来访者认识到他们的新自主神经状态并不适合过去的故事，这种状态-故事的不匹配会引发一种没有束缚、不能脚踏实地、不确定如何与他人互动和不确定如何生活的体验。当来访者把自己的神经系统向腹侧迷走神经调节的方向塑造时，他们就像处在半空中的高空秋千表演者，在放开第一个秋千并飞向下一个秋千时会产生怀疑。秋千会出现吗？我准备好抓住它了吗？治疗师陪伴来访者一起进行"信仰之跃"。在自主神经系统的视角下，治疗师可以支持来访者忍受"处在中间"的状态，并给来访者的新状态提供资源，给来访者时间和空间形成新的故事。

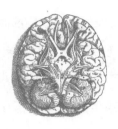

第十四章
交织的状态

　　基于自主神经系统的三条通路，我们会在寻求安全的过程中经历联结和保护的时刻。尽管我们利用腹侧迷走神经的联结状态、交感神经的动员状态以及背侧迷走神经的非动员状态来理解大多数反应，但是也有一些体验会涉及多个状态复杂的相互作用。对很多来访者而言，要求不同状态协作的体验带来的挑战过大，他们的神经系统无法应对。当自主神经系统调和状态的能力受到限制时，来访者会失去玩耍带来的富足、亲密关系中的温柔以及敬畏和敬仰的精神。

玩耍的魔力

知道如何玩是一种快乐的天赋。

——拉尔夫·沃尔多·爱默生

玩耍是儿童的通用语言，而对很多来访者来说，这是一种已经被遗忘了的语言。我们生来就有玩耍的本能，但是"个体只有在感觉自己安全、受到保障，以及感觉很好的时候才会玩耍，这使得玩耍成为对所有坏事情异常敏感的衡量工具"（Panksepp & Biven, 2012）。玩耍被普遍认为对儿童的健康和幸福有重要影响，并且被联合国《儿童权利公约》（*United Nations Convention on the Rights of a Child*）视为每个孩子都拥有的权利。那些被剥夺了玩耍机会的孩子心理韧性更差，在人际关系中面对的困难更多，并且更难以调节自主神经系统和情绪（Milteer & Ginsberg, 2012）。玩耍不仅不会在童年结束，而且会持续影响我们的大脑和身体。那些失去玩耍机会的成年人好奇心更弱，想象力更匮乏，并且在日常生活中会失去快乐地参与活动的感觉（Brown & Vaughn, 2009）。

玩耍是一种可以提高活动和平静之间的灵活转变能力的神经练习（Porges, 2015b）。但对很多人来说，玩耍带来生存反应的失调能量，而不是让他们在腹侧迷走神经主导下参与活动。玩耍会唤起在联结和保护连续体上的反应，有时会让社会参与系统活跃起来，有时会触发保护性反应。针对玩耍的自主神经反应受到个体玩耍历史的影响。对创伤幸存者来说，无法预测和出乎意料的体验会带来危险信号。但是，因为玩耍通常是心血来潮的、灵活的（Panksepp & Biven, 2012），所以它们会对创伤幸存者维持自主神经调节、参与互惠体验以及保持安全联结的能力提出挑战。很多来访者会避免玩耍，当他们真的决定尝试玩耍时，他们的感受会快速从有趣变成恐惧。当腹侧迷走神经的社会参与系统和交感神经的动员系统共同运作时，玩耍就可以在两种状态混合的条件下发生（Porges, 2009b）。迷走神经刹车放松激活交感神经动员状态，让我们去玩耍；随后，在动员状态下的玩耍行为转变为寻求保护的行为之前，迷走神经刹车重新启动。想象这两个系统在"握手"：如果失去联结，玩耍很快就从安全的变成危险的。

多层迷走神经中的玩耍需要个体"将社会参与系统用作动员行为的'调节器'，与他人进行互惠和同步的互动"（Porges, 2015b）。在多层迷走神经理论的视角下，玩耍是一种面对面的、当下的体验，在这个过程中，自主神经系统的状态在交感神经系统的影响提升和迷走神经刹车进行积极抑制之间转变。"和别人玩得不好"这个说法描述的是，当来访者尝试感受在互动玩耍中固有的共同调节体验时，他们的迷走神经刹车无法承受神经觉中的危险信号。

玩耍训练

　　安全、互动的玩耍机会能调节神经系统。通过反复训练，社会参与系统调节反应的能力可以得到强化，来访者在面对压力时能够更好地自主调节和适应。玩耍在对成年人的心理治疗中通常是被忽视的一部分。知道互动玩耍如何积极地影响神经系统，就知道玩耍在提升来访者生命质量方面的价值不可否认。

练习　探索玩耍的历史

　　美国玩乐协会（www.nifplay.org）界定了七种玩耍的模式。尽管每种玩耍的模式都可以通过互惠的、同步的方式来实现，但是调谐玩耍和社会或者互动玩耍一定是互动性的，因而它们能够创建多层迷走神经的玩耍体验。这七种玩耍模式包括：

- 调谐玩耍（在婴儿与母亲的相互注视中产生的第一种玩耍模式，它产生注视共鸣的持续体验）；

- 身体和动作玩耍（在运动中玩耍）；

- 物体玩耍（操纵物体的早期体验，通常是青少年或者成年人使用科技的体验）；

- 社会或者互动玩耍（需要两个人或者更多人参与的玩耍，涉及社会参与系统）；

- 假装游戏或者想象的玩耍（建立对故事和地方的不同感知）；

- 讲述故事或者叙述玩耍（聆听和讲述个体的故事）；

- 创造性或者幻想玩耍（超越普通的现实；使用想象来塑造和重塑想法）。

使用玩耍模式工作表（见本书第280页），和来访者一起探索他们在每种玩耍模式下的体验。他们过去和现在的生活中出现了哪些玩耍模式？缺失哪些玩耍模式？哪些玩耍模式是显而易见的？

练习　创建个人玩耍档案

来访者的玩耍偏好是什么？特定的玩耍机会伴随着什么安全信号和危险信号？他们基于与玩耍相关的自主神经体验建立了什么信念？个人玩耍档案记录了来访者界定的总体"玩耍规则"，即他们认为在动员交感神经能量的同时，使用社会参与系统维持对玩耍的态度来说必要的规则。通过训练，来访者能更好地掌握调节自身状态并使其在激活和平静两种状态之间转变的技巧，并且他们的玩耍规则会发生变化。请来访者定期回顾他们的玩耍档案并追踪变化、更新玩耍规则。

使用个人玩耍档案（见本书第 282 页）可以帮助来访者识别每种玩耍类别对应的安全信号和危险信号，包括环境信号和关系信号。他们的玩耍偏好是什么？是什么元素给玩耍体验带来了适当程度的神经挑战？

尝试玩耍

玩耍模式工作表和个人玩耍档案会让来访者意识到自己对玩耍的反应。基于这些信息，来访者可以开始安全地尝试玩耍。想象多层迷走神经的玩耍体验通常是开始尝试的安全方式。不管是大声分享出来还是独自进行内在体验，来访者都可以使用自主神经地图追踪自己的反应并调整想象，以保持适当程度的神经挑战，进而维持玩耍的态度。

将玩耍的态度带入治疗过程。尝试温柔地相互开无恶意的玩笑，或者找到一种能使你们一起大笑的体验。亲身经历的玩耍时刻通常比想象中的玩耍体验更能激活积极状态。因为治疗师在现场并积极参与到互动玩耍中，所以来访者可以拓宽自身的边界，探索玩耍开始从有趣变得危险的界限。在来访者追踪他们自主神经状态的转变时，治疗师用自己的社会参与系统传递安全信号以帮助他们处于玩耍中、远离保护状态。

在治疗过程中加入互动玩耍能给来访者提供有效的神经练习以调节神经系统。通过重复的多层迷走神经玩耍，来访者的社会参与系统得到强化，他们可以体验到自己快速、有效地向下调节交感神经动员状态的能力得到提升。从婴儿期到生命结束，我们都渴望玩耍。玩耍对我们的滋养不是通过屏幕实现的，而是通过与他人的联结，以及一个自主神经系统和另一个系统的共鸣实现的。

静止的温柔

静止会带来和平的祝福。

——埃克哈特·托利（Eckhart Tolle）

我们的生存需要相互依赖。我们需要能够解除防御并进入共享的安全非动员体验，这首先是为了满足我们早期的养育需求，其次是为了维持亲密联结时刻的持续存在。我们如何在不触发"关闭"的情况下进入静止状态？基于多层迷走神经的视角，当古老的背侧迷走神经通路和新兴的腹侧迷走神经通路共同运作时，静止得以实现。这种状态的组合让非动员的体验可以不伴随害怕出现。在演化历程中，非动员系统受到调整以支持亲密需求（Porges, 2009b），背侧迷走神经通路可以用来支撑需要静止的社会行为。当非动员行为与联结感受结合起来，也就是那些不触发防御的感受出现时，不包含害怕的非动员状态就可以实现（Devereaux, 2017）。

不伴随害怕的非动员状态会以很多形式出现。能够与人安静地坐在一起而不需要用语言填满空白，就是静止的安全感的标准。拥有自我反省的能力需要个体转向内部并且变得安静。每一天，当我们与规模更大的系统互动时，我们都被期望从行动状态转变到安静状态。有些人的神经系统在朝着非动员方向轻微转变时会发出危险的信号，对他们来说这些体验难以应对。当不伴随害怕的非动员体验涉及身体接触时（例如握手、拥抱、与伴侣挽着手臂跳舞、性亲密），它们带来的挑战会变得更大。睡在所爱之人身边也是对维持不伴随害怕的非动员状态的能力的考验。安全地进入静止状态需要腹侧迷走神经限制交感神经系统的逃跑活动，并在与背侧迷走神经系统协作的同时抑制它向保护性解离状态移动。

对很多来访者来说，安全的静止带来的自主神经挑战过大。如果来访者没有接收到来自另一个社会参与系统的安全信号以进行共同调节，或者没有能力通过可靠的迷走神经刹车进行自主调节，他们的自主神经系统就会快速脱离联结，并进入崩溃和解离的状态。通过自主神经系统的试验来建立不伴随害怕的非动员时刻，自主神经反应模式就可以被重新塑造，并支撑亲密联结中的安全和信任。

练习 探索静止的故事

命名它

词语能帮助来访者平稳地进入自主神经体验，这种自上而下的静止体验对来访者来说通常是安全的起点。

- 尝试使用描述安全非动员状态的不同词语（例如，静止、安静、不活跃、休息、拥抱、握着）。请来访者注意每一个词语对应的自主神经体验以及伴随状态出现的信念，帮助来访者找到一个能将安全带入静止体验的词语。

观察它

使用观察者状态来思考某个画面是一种用滴定技术探索体验的方法。

- 请来访者描述一个静止的画面。安全的非动员状态看起来是什么样？看着这个画面，他们能够抓住安全的感受吗？什么词语可以用作这些体验的锚点？

想象它

在引导下进行想象可以通过多种感觉带来生动的切身体验，并且它可以让来访者尝试体验不伴随害怕的非动员状态。

- 请来访者建立对身处安全非动员状态的想象，使想象的画面内容丰富、充满细节。引导他们进入对想象的切身体验。在开始时，让来访者仅进行片刻想象可能对他们来说是"刚好"的体验。帮助来访者反复经历这种短暂的体验，并探索在其中加入更多的安全信号，支持来访者更长时间地保持安全静止状态的能力。

体验它

安全治疗关系中的即时体验会给来访者提供机会，让他们通过共同调节来让自己的背侧迷走神经系统不进入保护状态，同时处于非动员状态。

- 请来访者探索如何进入身体的静止状态。按顺序缓慢地从运动状态转换到休息状态，并追踪自主神经状态的转变。这些自主神经状态的转变可能是强烈的或者不易察觉的，所以很重要的一点是关注实时追踪的情况。请来访者描述自主神经体验，并和他们一起追踪这种体验。

- 在治疗过程中找时间安静地坐在一起。通过你的腹侧和背侧迷走神经环路的联结进入静止状态，然后鼓励来访者感受你的静止状态传递出来的安全信号。支持他们追踪自己自主神经状态的改变。什么线索可以帮助来访者认识到安静是联结性的而非威胁性的？关注微妙的改变，追踪状态的变化和伴随的故事。

- 如果训练包括握手或者牵手，这些体验可以被用来探索不伴随害怕的非动员时刻。

试验它

找到在日常生活中探索安全非动员时刻的方法，将训练带到治疗之外，提供重新塑造自主神经反应模式所需要的"小而频繁出现"的机会。

- 帮助来访者创建一个小实验的清单，用以指导他们在咨询之外进行尝试。清单上的实验可能包括：识别社交和工作情景下可以用来练习静止的时刻、创建计划以进行短暂的自我反思、允许在对话中出现一段时间的沉默、练习安静地坐在另一个人身边，以及找到一个安全的人并和他一起探索握手和拥抱这类身体接触。

在不激活害怕反应的情况下保持非动员状态的能力取决于自主神经系统中最老和最新部分的合力，在腹侧迷走神经系统和社会参与系统提供的安全故事下，背侧迷走神经可以带来静止的能力。

敬 畏

> 仔细研究生活的美。看星星，想象自己和它们一起奔跑。
>
> ——马可·奥勒留（Marcus Aurelius）

敬畏会带来令人惊叹的感受，它处于"快乐的上层，害怕的边界"（Keltner & Haidt, 2003）。敬畏让我们感觉到自己的渺小，同时感到与比自己宏大得多的事情建立了联结。这种联结感会引导我们产生分享和关怀的意愿（Piff, Dietze, Feinberg, Stancato & Keltner, 2015）。敬畏不是通过一些物质的事情或者社会联结来丰富我们，而是通过信息充足的体验，比如那些在自然中、美术中和音乐中获得的体验来丰富我们（Shiota, Keltner, & Mossman, 2009）。我们会敬畏山峰、暴风雨、海洋、波浪的起伏，以及自然界的运转（Keltner & Haidt, 2003）。

敬畏会挑战我们平常的思考方式。在某一刻，我们超越自身和自己在世界上寻常的存在。大多数敬畏的体验都不是社会参与的体验而是独处的体验，并且它促成的片刻的静止似乎能让时间慢下来（Rudd, Vohs & Aaker, 2012）。敬畏体验的后效是，它会将人们带入一种好奇状态，即一种倾向于与他人联结和调节的状态。研究人员发现，在身体上，敬畏体验可以预测低水平的炎症反应（Stellar, Cohen, Oveis & Keltner, 2015）；在日常生活中，敬畏的时刻可以预测未来的健康（Keltner, 2016）。我的日常敬畏训练是每天早上去户外，站在星空下，感受某种大到无法用语言形容的东西，然后寻找北斗星，想象它将丰饶倾泻在世界上。

敬畏既存在于不寻常的时刻，也存在于日常体验中。体验小的敬畏时刻的机会遍布在我们周围，但是敬畏在我们的生活中经常缺失。由于敬畏通常是一种在独处时发生的体验，那些预期中没有社会支持的来访者可以与敬畏的体验资源建立联结。因为人们有意愿回到让自己感受到敬畏的环境中（Shiota, Keltner & Mossman, 2009），所以鼓励来访者重新进入过去让他产生敬畏感的环境，可以让他们重新体验敬畏，并促使他们进行对日常的敬畏感保持开放的训练。微小敬畏时刻的积极作用使得增加日常的敬畏体验成为一个帮助来访者建立腹侧迷走神经能力的有趣处方。

慢下来通常是感到敬畏的一个必要前提，不过有时候某些体验过于让人敬畏，并会进入我们繁忙的生活，让我们肃然起敬。音乐和美术都是带来敬畏体验的可预测、易使用的方式。自然界宏伟浩瀚，其运转周而复始，能可靠地将人们带入敬畏的感受。敬畏的体验会让我们脱离日常生活中的自我感带来的限制。对来访者来说，这种更广阔的视角，以及与某种比自己宏大的东西相联结的感受，通常会让他们感到欣慰。

练习　与敬畏联结

与来访者沟通敬畏的益处，并与他们一起思考在特殊时刻和在日常体验中能够引发敬畏的事件的多样性。支持来访者在日常生活中寻找敬畏体验并进行个人日常敬畏训练。

- 确立目标，每天寻找一个引发敬畏的时刻。
- 与自然世界联结，在自然的运行模式中寻找引发敬畏的瞬间。这可以通过置身于自然中或者观看自然世界的图片进行。
- 练习站在户外，体验自己身为一名渺小人类与这颗广袤星球联结在一起的感觉。
- 尝试找到能到可靠地带来惊叹、惊讶和崇敬感的音乐作品。

- 我们会被拉回曾体验到敬畏的地方，所以记录敬畏日志是记住那些地方的一种方式。你在日常生活中可以经常去，并给你带来日常敬畏体验的地方是哪里？能让你体验到特别的敬畏感的地方是哪里？

敬　仰

　　敬畏和敬仰（elevation）属于同一个情绪家族。敬仰最先被托马斯·杰斐逊（Thomas Jefferson）描述为"对一种慈善行为的观察带来去表达感激和实施慈善行为的强烈意愿"（Algoe & Haidt, 2009）。海特（Haidt）将敬仰描述为"当人们看到出乎意料的人性的体贴、善良、勇气或者关怀的行为时，体验到的温暖、振奋人心的感受，它让一个人想要去帮助他人并变成更好的自己"（Keltner & Haidt, 2003）。由于敬仰重在社交属性，它能够让人向世界发出一连串的善意，同时善意的见证者会变成善意的践行者（Haidt, 2000）。从自主神经系统的视角来看，敬仰的体验会激活交感神经环路和腹侧迷走神经环路（Piper, Saslow & Saturn, 2015），并且通常被感知为身上起鸡皮疙瘩、眼中含泪、胸中有暖意（Algoe & Haidt, 2009）。

　　聆听关于善行的故事和观看关于利他主义的视频都可以带来敬仰体验。如果与杰斐逊的说法相同，敬仰是一种"训练我们善良的性格，进而让它们更强"的方法（Algoe & Haidt, 2009），那么敬仰体验就可以成为来访者调节自身神经系统的办法。

来访者的生活可以因为玩耍、静止、敬畏和敬仰的体验丰富起来。对很多来访者而言，单个或多个这些重要体验对他们的神经系统来说是过大的挑战，因此，他们的日常生活中会缺失这些能够带来滋养的联结。来访者如果没有玩耍的能力、在静止中获得安全的能力、体验日常敬畏的能力，以及被敬仰激励的能力，那么他们的日常生活就丢失了一些活力。这些复杂的自主神经通路是很重要的，它们既可以调节神经系统，也是美好的生活和让人感觉被爱的生活不可缺少的部分。

第四部分　总结

　　快乐不是程度的问题，而是平衡、秩序、节奏及
和谐的问题。

——托马斯·默顿（Thomas Merton）

　　自主神经系统是一个复杂的系统，可以受到共同调节
和自主调节。我们通往调节的第一步是联结，但如果安全
的联结不可获取或不可靠，那么自主神经系统就会回到自
主调节状态。在来访者寻求治疗时，他们的自主神经系统
通常已经被塑造成远离联结、转向保护的状态。对很多来
访者而言，共同调节是一种不熟悉的、令人害怕的、需要
逃避的事情，他们对自主调节的尝试以交感神经系统和背
侧迷走神经系统的生存反应为基础。

　　跟随多层迷走神经理论的指引，你可以帮助来访者引入自主神经系统主动干预的通路，重新塑造这些习惯性的反应模式。第四部分中各章的内容为治疗师提供了互动练习和个体练习。治疗师可以利用这些练习与来访者一起重塑他们自主神经通路的模式。当来访者开始重新塑造他们的自主神经系统时，他们就会开始相信自己有共同调节的能力，并开始在腹侧迷走神经主导的状态下进行自主调节。如果来访者的自主神经系统可以轻松实现共同调节和自主调节，它就有可能让来访者摆脱过去那种对保护的需求，并塑造出一个能在联结中找到快乐的系统。

结　语

　　大多数关于科学的基本概念在本质上都是简单
的，将其作为规则呈现出来的语言每个人都可以
理解。

　　　　　　　——阿尔伯特·爱因斯坦（Albert Einstein）

　　共享的语言是被普遍理解的一组引文、图像、体验和互动，
可以提供深刻沟通的基础；共享的语言也是一种在同伴一起工
作时会得到发展的语言。我们生来就想要处在联结当中，而我
们进入联结的方式之一就是沟通。使用共享的语言时，沟通的双
方可以建立理解并得到互动的参考模型（Thomas & McDonagh,
2013）。在"心意相通"时，我们体验到安全感。多层迷走神经
理论是自主神经系统的语言。通过发展和培养这种通用的语言，
我们可以建立一个平台，用于进行产生联结的沟通。

建立一种共享的语言不仅花费时间，还需要我们有这样做的意愿（Thomas & McDonagh, 2013）。做出在治疗训练中引入自主神经系统基本原理的决定，需要我们有意愿去流畅地使用多层迷走神经理论的语言，以及承诺将它教给来访者。要实现"从内到外的学习"，你可以首先自己尝试这本书中的训练，然后将这些工作带入临床实践。

基于多层迷走神经的治疗方法重视自主神经系统在塑造我们的生理体验和心理故事上的作用，并提供了策略来引入调节的节奏以促进变化。学界的研究逐渐说明，自主神经系统的灵活性可以随时间推移得到强化（Kok & Fredrickson, 2010），并且平衡自主神经系统可能是调节神经递质释放的一种有效方式（Jerath, Crawford, Barnes & Harden, 2015）。一个关于"慈心冥想"（Loving Kindness Meditation）的有趣研究表明，在冥想过程中，不仅进行冥想的人的自主神经状态会发生变化，而且在房间中的另一个人虽然意识不到自己被传递了四个慈爱的想法，但是仍然会表现出朝向副交感神经系统调节状态的转变，并报告幸福感提升（Shaltout, Tooze, Rosenberger & Kemper, 2012）。背侧迷走神经的能量有能力去创造有力的涟漪效应。

将多层迷走神经理论教给来访者会使创建共享语言的过程开始，并设立平台，让你们基于自主神经系统开展工作。最初绘制的映射地图会将语言带入行动，另外的附加地图和追踪技能会提供一个选择菜单，这个菜单可以根据来访者的偏好定制化设计。分享多层迷走神经理论的语言可以改变我们参与治疗的方式。通过进行更深的探索，我们会学到如何在自主神经系统的阶梯上向上移动。我们使用自主神经系统层级的框架帮助来访者"随机应变"。

通过分享简要的临床故事，我们将更近距离地看到多层迷走神经理论在实践中的样子。首先是拉莫娜的故事。这个案例这样命名是因为来访者让人想起贝芙莉·克莱瑞（Beverly Cleary）撰写的儿童读物中那个大胆活泼的拉莫娜。这是我的一位同事与一位儿童来访者沟通的故事。这个孩子找到了一种方法，通过创造性地绘制地图来让人看见和理解她。第二个故事与多层迷走神经理论的成功有关，是我的另一位同事和来访者沟通时的经历。这位来访者早期经历过无法预测的依恋，苦于无法理解或管理自身高水平的反应性。这个案例让我们看到自主神经系统的调节能力如何成为改变的有力媒介。第三个故事与针对复杂创伤的多层迷走神经治疗方法有关，是我自己与来访者沟通的故事。这位来访者有复杂的创伤史，并且尝试了很多其他的方法但未取得成功。

拉莫娜的故事

拉莫娜是一位九岁的来访者，她前来咨询的原因之一是她在与表面看起来随机的愤怒和沮丧情绪爆发做斗争。这些情绪中的大多数都直接在身体上或者语言上与她的弟弟妹妹相关。拉莫娜在学校和在社交情境中与同龄人的交往也受到了挑战。这些体验通常会让拉莫娜崩溃到瘫在地上。她一直无法说出为什么这些会发生，也无法说明是什么在这些自主神经系统失调发生期间或者之后让她觉得沮丧。

在我的办公室中，她开始采用内在家庭系统疗法（Internal Family Systems）的过程非常顺利。她用黏土雕塑出自己的"部分"，画出各个"部分"，并且在沙盘中用它们创建故事。拉莫娜告诉我，理解她的各个"部分"身上发生了什么真的可以帮助她感觉更好，并且感觉到更少的愤怒。但是她仍会在家庭和社会情境中崩溃，在愤怒和眼泪中爆发，并且仍然无法和她的母亲或者我交流到底发生了什么。

我将多层迷走神经理论介绍给她。我用黑笔在白板上画了一个阶梯，并描述了自主神经系统的三种状态，她马上就理解了。我问她是否想建造自己的阶梯，于是她从我手中接过白板，擦掉了我画的阶梯，并开始使用彩色的记号笔画她自己的阶梯。她的阶梯上面是绿色，中间是红色，下面是蓝色，虽然漂亮但是看起来摇摇晃晃的。她下意识地使用不同颜色描绘阶梯的不同部分。她很好奇状态之间的转变，并且在废纸上调和蜡笔的不同颜色，找到恰当的颜色来表示状态之间的样子。

接下来，我们基于自主神经系统的视角制作了她一天生活的地图。她将白板划分成不同的区域，并写下当天她想要记录的时间点。她使用彩色的泡沫方块来追踪一天中的不同时刻。我看着她深深地沉浸在这个过程中，她仔细地选择、布置，调整红色、蓝色和绿色的方块很多次，直到找到合适的顺序。咨询过程中的一个重要的事件是，拉莫娜阐述了在一天的学校生活中，她如何从腹侧迷走神经状态转变到交感神经状态、背侧迷走神经状态，然后又回到交感神经状态，并在某个特定的点回到腹侧迷走神经状态。

　　我等待她进行这项工作，直到她完成了一整天的记录。我在大部分的绿色方块中（腹侧迷走神经）注意到红色的方块（交感神经）和蓝色的方块（背侧迷走神经）。我问她是否能告诉我，在地图的这几个部分发生的什么事引起了这么多的状态转变。然后，拉莫娜第一次成功地开始谈论她妈妈曾向我描述的一次自主神经系统失调崩溃。我通过彩色方块的序列引导她，之后拉莫娜找到语言来向我讲述发生的一系列的事件，以及在某一个时间点在她的身体内部发生了什么。这让我第一次能够与她在已经发生的事件中共处。在这之前，该事件对她来说都是无法描述，并且令人感到恐惧和孤独的经历。

　　通过使用多层迷走神经理论来帮助拉莫娜记录她的自主神经系统对噪声、同龄人以及其他很多刺激的反应，现在我可以和她待在一起，看着她、感受她，听她讲述那些先前被隔绝的自主神经体验。

多层迷走神经理论的成功

我问来访者是什么将他带到治疗室中，他说他想降低自己的反应性。因为我刚刚接受了多层迷走神经理论的培训，并且认为它在帮助人们在生活中快速做出转变方面非常有用，所以我决定将多层迷走神经理论用作治疗的基础。我将该理论的基础知识教给他，然后开始绘制地图。我们完成了个人剖面地图，并使用过去一周在工作场所、在家，以及与配偶在一起、与六岁的孩子在一起的例子来识别他在自主神经阶梯上的位置。在短短几周内，他就变得可以轻松地识别自己的自主神经状态。他快速地学习在崩溃或者静止体验下的失调时刻识别自己的状态，并开始对识别什么引发了这些体验产生兴趣。我们完成了触发点和闪光点地图。之后，他开始注意到他在家里与配偶和孩子互动时产生的闪光点和触发点。填写调节资源地图在我们的咨询过程中是一种持续的互动体验。这名来访者对找到一系列方法来转变状态感到很兴奋。在咨询的过程中我会保留一个空白的阶梯图，每周我们都会通过自主神经系统的视角来探索体验。他采用这个视角观察自己的日常互动。将体验命名为状态并且使其待在故事之外让他可以尝试通过不同方法重新回到调节状态。通过他的自主神经系统，他可以识别转变，并相信生理的信号。"那个信念处在阶梯的什么位置"这个问题变得重要。

　　当我的来访者被困在某个地方的时候，回到他先前的历史，回顾他过去缺少共同调节机会的情况以及这些如何影响他的联结和保护模式是有帮助的。他体内通常会有一个持续运作的交感神经-背侧迷走神经环路，他能够识别那些激活这个环路的故事。我们努力去安全地探索背侧迷走神经的体验，并了解他处在阶梯的下部时有怎样的视角。他发现，如果没有这些故事，他可以很快地在层级上向上调节。在他知道他可以做到这些之后，我们就一起回头聆听他背侧迷走神经崩溃状态讲述的故事，以及他进入交感神经的动员状态、再次向上调节回到腹侧迷走神经状态时，故事会如何转变。

　　我的来访者持续报告自身反应性减弱，并且在社交活动中品味这种与他人互动的方式。他在不到八个月里达成了最初的目标。之后他咨询的频率降低，咨询内容变为主要为他维持自主神经调节的能力提供支撑。最让人震惊的是，他在如此短的时间内完全转变了自己的日常体验。我的来访者因为这些工作的高效率而欣喜。与这位来访者一起进行的工作让我有机会将多层迷走神经理论用作我最主要的治疗方式，我也同样因为它的好效果而欣喜。

针对复杂创伤的多层迷走神经方法

你问我有什么进步？我开始成为自己的朋友。

——希卡托（Hecato）

　　这是我与一位有复杂创伤历史的来访者在最初四年进行交流的故事。我的来访者在尝试过很多其他治疗师的治疗以及很多治疗方法之后找到了我。之前的治疗让她觉得她"遇到的挑战比任何人都多"，并且开始思索为什么自己不能恢复。她向我描述了在感觉毫无希望与感觉害怕和焦虑的状态之间摇摆的生活，也告诉我没有治疗方法帮助她解决了这个困难。她有很多种语言可以用来谈论它，却没有能力从中解脱。冥想和治疗只能加深她的体验，让她感到羞耻，并且增加她的绝望。即使是最小的探索创伤历史的尝试也会让她"一头陷入再体验"。稳定是她想要达到但是从未达到的状态。她无法和他人一起找到稳定，也无法依靠自己找到稳定，同样无法在身体中找到稳定。她的日常生活中不存在安全。在我刚开始向她介绍多层迷走神经理论的时候，她有一些抗拒，并且预期这会是另一个失败的治疗方法，但是她对痊愈的坚持让我们得以前行。

　　从一开始，这位来访者就觉得识别"没有发生过什么"是这个过程重要的一部分。在利用联结的科学去探索她早期缺失的共同调节经验的过程中，我提供了一些关于经验如何塑造神经系统的事实，让她能够感受到一些自我关怀。她发现，对她来说调节并不容易，因为她从未有机会去学习如何进行调节。多层迷走神经理论向她展示，虽然在理想情况下她本应该在童年时就学会进行共同调节和自我调节，但是她的神经系统现在也仍然能够被影响，她也可以现在学习这些。

我们利用治疗关系去积极地尝试共同调节。我的来访者明白，她在早期缺失的体验需要在当下被与一个可靠的、调节水平良好的人建立联结的体验替代。她认为，人际联结最重要的两个特征是一致性（consistency）和连续性（continuity）。在与我进行了很多个月的接触，稳定、可预测地持续获得腹侧迷走神经共同调节的机会之后，她曾经具有高度反应性的神经系统开始在治疗过程中安静下来，并能带着好奇心融入其中。在这个进程中，我自己也不可避免地会有自主神经失调的时刻，命名我的这些失调时刻也是很重要的。她告诉我，我记录自己的神经系统状态和命名我自己的失调时刻帮助她相信她的感受（她的神经觉）是正确的，并且相信我是安全的。

另一个关于"没有发生过什么"的重要方面是，基于自主神经系统的工作不会挑战她的故事。在多层迷走神经的视角下，我们会采取另一条路径。她学习将自己的自主神经反应从关于自己的故事中分离出来。她会练习一些技能，包括注意、命名以及理解自己的反应。她学习将自己描述的"走极端"视作一种适应性生存反应，而不是基本的人格缺陷。她发现，一次又一次走极端根本没有什么值得羞耻的。失去了这层羞耻后，她意识到，为了生存下来，这些反应曾迫切地被需要。她还认识到，她现在的谋生手段让她的生活变得难以招架。

我的来访者和很多创伤幸存者一样，都有一个系统，她称之为"对希望过敏"。她喜欢的一点是，多层迷走神经理论不依赖希望，而是基于科学。了解多层迷走神经理论的基本要素教会她理解自主神经系统的层级，以及她的系统具有内在的倾向，会在自主神经阶梯上向上移动，朝着调节的方向前进。她在童年遭遇的创伤建立了不同的轨迹，她成年生活中的创伤事件固化了保护的反应模式，但是她愿意去相信多层迷走神经理论的科学原理。这一理论告诉她，如果有机会，她的自主神经系统可以学会以新的方式运作。

她将我们的工作描述为"稳定摄入闪光点"，她能够感到这些闪光点被编织到了一起。品味闪光点体验开始缓慢地转变她的故事，因为现在她体验到的微小的腹侧迷走神经安全时刻并不能匹配她过去的生存故事。她开始体验安全的可能性以及新故事的脆弱开始。她发现，她的混乱时刻变得更加不那么令人生畏，更加容易接受了。她还发现，将生活事件视作自主神经状态转变的普遍经验，与将其视作她在本质上具有缺陷的象征，这二者是非常不同的。

在有能力去绘制和记录自主神经状态，去尝试进行并获得调节（包括共同调节和自我调节）之后，我的来访者终于感受到了切身的安全感。最近，她告诉我，对她来说信任不再意味着需要和依赖，而意味着她有韧性。她喜欢的一点是，多层迷走神经理论给了她一些可验证的技能去记录她的调节水平，而且这一理论不关乎做对或者做错，也不关乎生存和希望之间的竞争。

我的来访者说她处于进步的过程中。曾经反复出现的自杀倾向不再存在，她转而开始谈论越来越频繁出现的切身安全体验。学习记录自主神经状态转变并不能确保她获得无尽的自在，但是正如她所说："（对自主神经状态进行记录）提供了一种可靠的方式，让我能够忍受失调。我可以生活在紧张的时刻中，可以留意和命名。我有信心，我的系统会回到调节状态。"

我的来访者最近反思了她过去的治疗经历。她讲述了自己如何一次又一次地寻求治疗。她说，很多治疗师的治疗和方法虽然可能有效，但是如果没有多层迷走神经理论作为基础，她治愈自己的能力注定不能发挥出来。我的来访者和我现在有了一个平台，让我可以安全地引入其他治疗方式，以应对她那些未解决的创伤。即使在我们加入其他方法的时候，我们也会持续依赖多层迷走神经的基础来关注自主神经信号，为咨询找到适合强度的神经挑战，以及利用她的自主神经智慧。她对自主神经系统的了解与可预测的共同调节机会以及可靠的自我调节技能结合了起来，依靠这些，她对安全的神经觉建立起来，而这又进一步支撑处理创伤的困难工作。

基于多层迷走神经的视角

我生活在可能性中。

——艾米莉·狄金森（Emily Dickinson）

在多层迷走神经视角下针对创伤的临床工作会从亲近神经系统开始。来访者通常会感觉他们似乎在与自己的自主神经系统开战，并且被他们的失调模式背叛。用超出临床诊断的视角去看待这些会让来访者将他们的行为和信念看作为生存服务的适应性反应。多层迷走神经的方法可以帮助来访者缓解他们所携带的羞耻的负担。

通过绘制地图，来访者开始意识到这种反应是人类自主神经系统共有的，并发现使他们的自主神经系统变得个性化的独特模式。来访者可以进行重新定义，认为自己有一个对危险信号敏感的内部监控系统，而不是总感觉自己要应付的"过多"（例如，要应对需要、情绪、波动、焦虑、不稳定）。来访者在不羞耻的情况下注意、命名，以及理解反应可以使他们开始学习以新方式应对生活。当来访者的内部世界重新组织的时候，他们的状态转变也会变得更加细致入微。他们找到了新的调节方式，并开始带着一定的灵活性管理自主神经触发因素。

　　我们被自己共同调节的需要和能力所定义。"多层迷走神经理论……强迫注意力远离个体，转移到情境中的个体身上"（Porges, 2016）。心理治疗中的多层迷走神经理论认为共同调节是自我调节的必要前提，而创伤历史根植于缺失了的安全和不可预测的共同调节体验。我们认识到共同调节不仅不会让来访者产生依赖性，而且还是为他们建立自我调节和恢复力的基础。基于此，我们可以使用治疗关系来提供频繁出现的、可预测的机会去进行共同调节。

　　神经觉会传递出持续的信息流。安全的信号会让联结变得安全吗？危险的信号会带来断开联结的需要吗？远在我们可以有意识地对反应进行思考之前，我们的自主神经系统就已经做出了反应，而重复的单个反应会带来习惯性的反应模式。通过多层迷走神经的视角，我们理解了这些生理状态会建立心理故事。来访者关于他们自己的故事、关于他人的故事，以及关于关系的故事会被锚定在他们的自主神经状态中。在调节的状态下，来访者可以有更大胆的、更开朗的、更有创造性的想法，甚至是关乎精神和心灵的想法（Porges, 2016）。

　　多层迷走神经理论帮助来访者从创伤历史进入幸福生活，它以自主神经系统的科学为基础。将多层迷走神经理论引入心理治疗既是向自主神经系统的直觉智慧致敬，也让我们找到带来适合强度的挑战的方法，重塑保护性的反应模式，并为建立促进联结的反应模式提供资源。

了解到腹侧迷走神经的安全和联结状态是一种可以支撑改变的状态之后，我们作为治疗师的首要责任是使这种状态表现出来，然后帮助来访者进入这一切身的安全领域。来访者的保护模式之下是等待着被滋养的联结模式。"在这个沿着阶梯向上移动的时刻，自主神经系统需要什么才能达到安全状态？"这一问题会引导我们进行工作。

当我的来访者谈论起他们持续的混乱时刻时，我会提醒他们，我们可以将"暂时"这个说法加入讨论，并邀请自主神经系统继续在通往调节的通路上前进。"我**暂时**无法在联结中找到安全……我**暂时**不能很好地调节……我**暂时**找不到可靠的能够提供共同调节的关系。""暂时"是一个强有力的腹侧迷走神经词语，也是改变的前兆。

这本书提供了很多方法去绘制地图、引导行动，以及塑造自主神经系统，也邀请读者发挥创造性。当多层迷走神经理论从认知层面转变到身体层面，建立调节节奏的可能性就是无限的。

附录一　自主神经冥想

基于以下描述进行冥想：

古老的迷走神经

　　此冥想需要"睁开眼"，把迷走神经的形象当作焦点。关注迷走神经的形象并感受其通路的具象化，这使聆听者可以安全地进入与体内自主神经系统的联结。

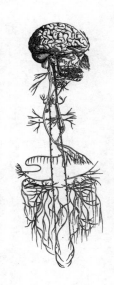

　　　　注视迷走神经，也就是第 X 对脑神经的图像。它是最长的脑神经，被恰当地冠以"漫游者"的名字……

　　　　跟随迷走神经通路从头骨底部一直

向下，去到内脏深处……

感受这些纤维的分支……

感受迷走神经通路上能量的上下流动……

品味你对这一体内系统的熟悉感……

感受迷走神经刹车

此冥想帮助聆听者意识到迷走神经刹车的角色，让聆听者随迷走神经刹车的放松和重新启动品味体验的起伏变化，并使聆听者体验使用迷走神经刹车能力。

如果闭眼让你感觉舒适，请闭上眼睛；你也可以让目光柔和下来，与内在建立联结。在迷走神经刹车开始工作，为你建立联结的能力提供支持时对其进行探索。想象迷走神经刹车像自行车的刹车一样工作，放松它会让速度提升，收紧它会让运动减缓。想象这个画面一段时间。感受提速、降速……提速、降速……

你的迷走神经刹车正在引导你的能量和体验产生起伏变化。吸气时感受加速的迹象，呼气时感受减速的感觉；吸气时感受能量提升，呼气时感受重获自在。

想象你的迷走神经刹车逐渐放松和释放，体验愉悦、兴奋、热情、灵敏、兴趣、积极参与的感觉涌现……让能量充满你。

现在想象迷走神经刹车开始重新启动，进入随之而来的平静、自在、放松以及简单的幸福。

自己探索一会儿，感受伴随迷走神经刹车引导的能量的提升和下降，将迷走神经刹车的行为视觉化……放松后恢复，释放后重新启动。让这种体验充满自己。

当你准备回到外部联结时，最后再理解一下迷走神经刹车的行为……

整合的系统

此冥想引导聆听者游览体内平衡状态下的自主神经系统。它让我们看到自主神经系统的每个分支在提高健康水平方面的非反应性角色，并让我们感知到它们是一个整合的系统。

从外部意识回到内部体验。如果你感觉良好，可以闭上眼或者让目光柔和下来。允许自己与周围的世界断联并与内在建立联结，进而开始探索整合的自主神经系统的特性。这是一个平衡的系统，三种自主神经体验的能量合在一起，协同运作，带来健康、成长和恢复。通过这些具有调节作用的能量进入联结……

从古老的背侧迷走神经分支开始……它是位于膈肌下面的这部分自主神经系统。想象你的膈肌。它位于肋骨下方，将你的腹部与胸部分开。然后，缓慢地跟随自己的消化道向下移动。感受胃，感受肠道……感受给予你营养的消化过程。这是背侧迷走神经的区域……缓慢，从容，稳定。花一点儿时间感受它的节奏……

现在向上来到交感神经分支，找到运动和能量。感受脊髓，感受后背的中部。感受交感神经系统让血液循环起来、影响心跳、对体温做出实时调整。这里的节奏会唤醒你。感受能量的运转。沉浸在这种邀请你进行运动的状态中……

现在找到最新发展出来的分支，即腹侧迷走神经，回到膈肌并向上移动到心脏、肺和喉部。这是呼吸系统、心跳系统和声音系统。感受放松的叹气。感受心跳的节奏……感受喉部的振动。继续向上移动到面部、眼睛和耳朵，发现参与的能量……感受朝向联结的拉力。允许这种能量形成，让它充满你。

从这里开始，感受腹侧迷走神经监管系统的柔和方式。它带来调节的能量，让交感神经和背侧迷走神经分支完成它们的工作。沉浸在这种体内平衡体验中……

自主神经导航

此冥想会建立"将旗子插在腹侧迷走神经土地上"的体验，并让我们在腹侧迷走神经活跃的状态下使用这一锚点，与交感神经的动员状态和背侧迷走神经的崩溃状态安全地进行联结。

就如同探险者会在新大陆上插旗子一样，请在你的腹侧迷走神经状态"插上旗子"。感觉自己扎根在该系统提供的安全能量中。你呼吸饱满。每一次呼气会让你沿着提供安全和联结的这条通路移动。你的心跳有节奏，这种节奏会带来健康。你处在自主神经安全环路中。你从身体到大脑的神经通路会创建安全的故事。在这种安全的基础上，伴随你的旗子坚定地插在腹侧迷走神经系统中的感受，你可以开始探索自己交感神经和背侧迷走神经的反应。

感受交感神经系统的动员能量。你的呼吸会发生变化。你的心率加快。你想要移动。你的思维也开始打转。想象交感神经的海洋，想象其中的能量在动员你的系统做出行动。也许你可以感受到风吹乱大海，感受到滚滚白浪拍在岸上。请注意，你可以安全地航行在交感神经的风暴里，你被系在安全的回路上。记住，你的旗子插得稳固，你的锚点深深地扎在腹侧迷走神经调节状态的坚实地面中。

回到旗子所在的地方，感受呼吸和心率的调节能量，感受胸部的暖流。感受脚下坚实的地面，感受腹侧迷走神经系统传递出安全的信号。

现在缓慢地下降到背侧迷走神经的部分。这不是让你跳下去，脱离对当下的意识进入麻木状态，而是让你尝试用脚趾轻点，尝试断联的感受。能量开始从你的身体里流出，一切都开始慢下来，你会感受到活动受到限制。渐进地感受这种体验可以产生鲜明的记忆，让你记起你与腹侧迷走神经状态，即你第一次插旗子的地方相联结。感受那些有调节作用的能量控制着你背侧迷走神经下降的深度和速度。你正在沿着一个斜坡移动，而不是垂直坠入空间中。你的旗子是牢靠的，它维持着你在腹侧迷走神经调节中的位置，让你能安全地探索背侧迷走神经体验。

回到你在腹侧迷走神经调节状态中开始冥想的位置，再一次回到你插旗子的地方。品味在你受到自主神经安全环路的引导时，你可以用什么方式与交感神经系统和背侧迷走神经反应友好相处。

感受面与心的联结

此冥想通过触摸和图像让面与心的联结变得活跃。

如果感到舒服，你可以闭上眼睛或者让目光柔和下来。请将手放在头骨下方，这里是脑干的位置。脑干是社会参与系统的演化源头。注意脑干和脊髓交接的地方。在这里五对脑神经在一起形成了面与心的联结通路。这里是社会参与系统的中心。在这里停留一会儿，感受寻求联结的开始。

现在，移动双手，一只手放在脸的一侧，另一只手放在心脏上方。感受能量在手之间的流动，从面部到心脏，再从心脏到面部。在两个方向上追踪这一通路。

探索你面与心的联结如何寻求接触、示意安全。感受系统延伸到外部世界，聆听欢迎的声音，寻找友好的面孔，转动和倾斜头部以寻求安全。感受自己的心参与到搜寻的过程中。

现在感受系统开始广播安全的信号……你的眼睛、你的声音、你头部的移动邀请他人进入联结。你的心发出它自己的邀请。

在传递和搜寻这两种体验之间移动。进行广播也接收信号。

花一点儿时间品味面与心联结的通路。

映射、追踪、接受、滋养

此冥想要求聆听者使自主神经地图生动起来，并随生活的"形状"移动。

如果感到舒适，你可以闭上眼睛或者让目光柔和下来。进入对自主神经系统的放松的意识。激活你的自主神经映射地图，在思维中查看自己的地图，找到自己在上面的位置。

探索这片领域。你的自主神经旅行今天带你去了哪里？重走一遍这条路，看看路上被标记出来的单个时刻。

花一点儿时间反思那些体验，注意路线的形状，以及你的自主神经通路指引的方向。

看到陡峭的角度展示的大幅度的状态变化。

注意在缓和的曲线上发现的细微转变。

感受你的自主神经系统用于保持安全的路径。你沿着这条路径走到当下，走到目前在自主神经映射地图上所处的位置。

花一点儿时间聆听你的地图正在讲述的自主神经故事。

安全的静止

此冥想让聆听者随迷走神经通路前进。随着迷走神经的分支加入，将安全引入静止，它邀请聆听者进入安静体验并安全地休息。

闭上眼睛或者让目光柔和下来，选择对你来说感觉合适的做法。当你开始转向内部时，有意识地探索安静的感受，并体验安全地静止的时刻。

进入与迷走神经的联结。感受保持非动员的古老能量与建立联结的新兴能量融合到一起，一条神经的两条分支结合起来，建立不伴随害怕的静止体验。

当你开始从行动转变为静止时，感受两条迷走神经通路的纤维走到一起。感受你睿智的社交迷走神经安抚你古老的保护性迷走神经，此刻，保持静止是安全的。感受你的系统开始进入不伴随害怕的静止状态。

保持静止状态片刻。感受两个迷走神经环路的融合。在腹侧迷走神经的安全故事中，你的背侧迷走神经带来静止。在可以安全实现静止的状态下，你愿意反思，准备好安静地坐着，品味亲密的联结。

仁 爱

此冥想帮助聆听者意识到积极的、持续的腹侧迷走神经能量在治愈中的作用。

闭上眼睛或者让目光柔和下来，找到体内腹侧迷走神经能量出现的位置。它可能是心脏、胸部、面部、眼睛后方，或者系统中某一个独特的地方。感受你的善良能量诞生的地方。在这个位置停留片刻。

当腹侧迷走神经能量在体内流动时加入其中。你可能感受到一股暖流扩散开。也许你会感觉心脏正在扩展，或者感觉胸部被填满。你可能感受到眼睛刺痛，或者喉咙发紧。花一点儿时间了解自己在腹侧迷走神经能量流动时的个人体验，并停下来品味这种状态。

现在想象积极地把这一能量用来治愈，感受这种状态带来的关心和关怀另一个人或者另一个人的自主神经系统的能力。

把你用这一状态来主动地影响世界的方式视觉化。

你可以把所爱之人纳入腹侧迷走神经的能量之流以减轻他们的痛苦。

也许你是在失调的状态中保有活跃的腹侧迷走神经系统的那个人。

花一点儿时间，识别你的生活中、你的世界中有哪些人需要你的腹侧迷走神经回路。想象你从自己腹侧迷走神经的充盈状态进入与他们的联结。

通过积极、持续、有意识地提供腹侧迷走神经能量，你就变成了仁慈、慷慨、善良、关怀、友谊和普遍人性的灯塔。

建立散发仁爱的意图。

附录二　工作表

你可以访问 https://www.rhythmofregulation.com/worksheets 获取下列工作表的电子资源。

个人剖面地图

| 腹侧迷走神经 |
| 安全 |
| 社交 |
| |
| 交感神经 |
| 动员 |
| 战斗-逃跑 |
| |
| 背侧迷走神经 |
| 非动员 |
| 崩溃 |

个人剖面地图示例

腹侧迷走神经	流动、联结、温暖、开朗、好奇， 参与、有能力、有组织、热情、轻松	流动
安全	我……还好	
社交	世界是……友好的，充满了机会	
交感神经	失控、要应付的过多、困惑 无法抗拒、愤怒 对抗、准备逃跑	混乱
动员	我……疯了，中毒了	
战斗-逃跑	世界是……不友好的、恐怖的，要爆炸了	
背侧迷走神经	黑暗、雾蒙蒙、模糊、沉默、失焦、冷 麻木、无望、无助、关闭、断联	黑暗
非动员	我……不招人喜欢，不会被别人看见，失落和孤独	
崩溃	世界是……冷的，空的，不宜居住	

触发因素和闪光点地图

	闪光点	
腹侧迷走神经		
安全		
社交		
	触发因素	
交感神经		
动员		
战斗-逃跑		
	触发因素	
背侧迷走神经		
非动员		
崩溃		

触发因素和闪光点地图示例

腹侧迷走神经	**闪光点** 一个微笑，和朋友发邮件，感受脸上的阳光，和朋友喝咖啡，收音机里的歌，和伴侣看最爱的电视节目，和朋友吃晚餐，驾车行驶在沙滩上，清晨安静的时光，和孩子们玩耍，狗，猫	联结
安全 社交		
交感神经 动员 战斗-逃跑	**触发因素** 提高的音量，截止日期，社交媒体上的帖子，和伴侣争吵，无法支付的账单，不得不和前任共同抚养孩子，早上通勤，不被聆听，任务清单，聒噪的同事，长长的队伍	焦躁不安
背侧迷走神经 非动员 崩溃	**触发因素** 持续无法满足的需求，被忽视，感觉无力做出改变，看新闻，慢性疼痛，疾病，失去朋友，对话被忽视	麻木

调节资源地图

腹侧迷走神经 安全 社交	我自己能做的事： 什么帮助我待在这里？	我和他人一起能做的事： 什么帮助我待在这里？	
交感神经 动员 战斗-逃跑	什么帮助我离开这里？	什么帮助我离开这里？	
背侧迷走神经 非动员 崩溃	什么帮助我离开这里？	什么帮助我离开这里？	

调节资源地图示例

	我自己能做的事: 什么帮助我待在这里?	我和他人一起能做的事: 什么帮助我待在这里?	
腹侧迷走神经 安全 社交	散步 感受脸上的阳光 去海滩 开车兜风 清晨独处的时光 坐在阳光下喝咖啡 听音乐 花园 做饭 有意的呼吸	和朋友散步 和朋友喝咖啡 给予或接受拥抱 和家人朋友通话 和伴侣外出的夜晚 和家人的晚餐 游戏夜	明 亮
	什么帮助我离开这里?	**什么帮助我离开这里?**	
交感神经 动员 战斗–逃跑	牧师 整理杂物 在厨房跳舞 跟着嘈杂的音乐唱歌 对自己大声尖叫和咒骂 运动——散步或者跑步 整理橱柜 建立任务清单 冲澡	向朋友大声抱怨 说话或者发短信 和朋友跑步 / 散步 去健身房上课 上瑜伽课 请某人聆听我但不需要解决问题	发 狂
	什么帮助我离开这里?	**什么帮助我离开这里?**	
背侧迷走神经 非动员 崩溃	睡觉 祷告 哭泣 自然 记起过去自己感觉良好的时候 想象待在一个感觉安全的人身边 打开收音机 / 电视 冥想 热茶 热水澡 / 泡澡	接受一个拥抱 让某人陪我坐着 和朋友发短信 / 邮件 散步但是不需要交谈 坐在一个有活动有人的地方	空 白

四张地图追踪工作表

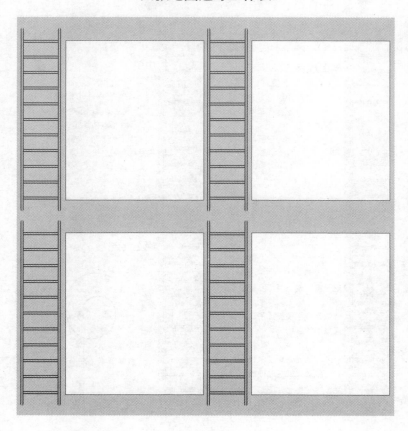

四张地图追踪工作表示例

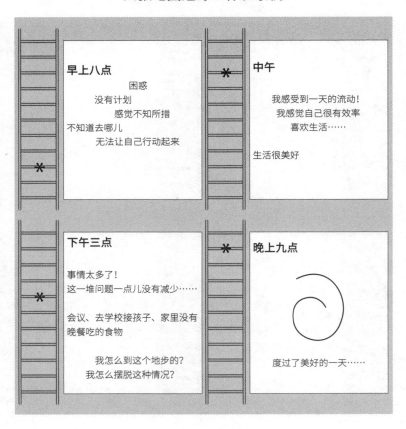

早上八点

困惑
没有计划
感觉不知所措
不知道去哪儿
无法让自己行动起来

中午

我感受到一天的流动！
我感觉自己很有效率
喜欢生活……

生活很美好

下午三点

事情太多了！
这一堆问题一点儿没有减少……

会议、去学校接孩子、家里没有
晚餐吃的食物

我怎么到这个地步的？
我怎么摆脱这种情况？

晚上九点

度过了美好的一天……

每日一汤工作表

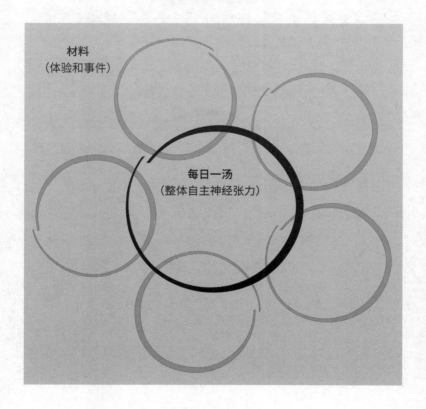

材料
（体验和事件）

每日一汤
（整体自主神经张力）

每日一汤工作表示例

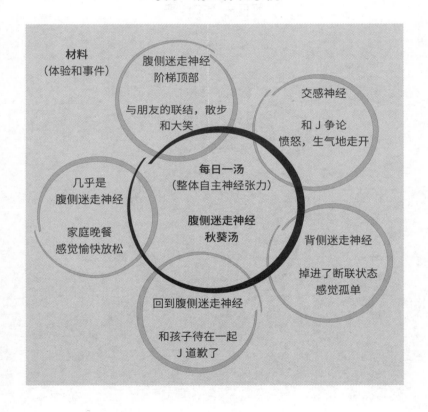

材料
（体验和事件）

腹侧迷走神经
阶梯顶部

与朋友的联结，散步
和大笑

交感神经

和 J 争论
愤怒，生气地走开

几乎是
腹侧迷走神经

家庭晚餐
感觉愉快放松

每日一汤
（整体自主神经张力）

腹侧迷走神经
秋葵汤

背侧迷走神经

掉进了断联状态
感觉孤单

回到腹侧迷走神经

和孩子待在一起
J 道歉了

金发女孩工作表

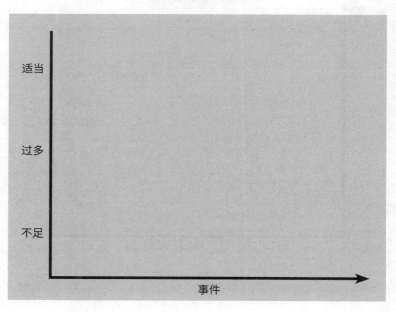

金发女孩工作表示例

中午在健身房

适当　　进入每日　　休息时和 S 喝咖啡
　　　　例行工作　　完成了一个工作项目

面对太多需求
任务清单仍然　　回到家——没有晚餐
很长　　　　　　吃的食物、孩子、家务、
　　　　　　　　狗、无声呐喊！
出门晚了　　　　靠肾上腺素支撑
过多　高峰期的交通

　　　　　　　　感觉自己的
　　　　　　　　油箱空了

醒来的时候　　　又一次感到孤单
感觉疲惫和悲伤　回到开始的地方
希望这一天
不足　就此结束

事件

时间和张力工作表

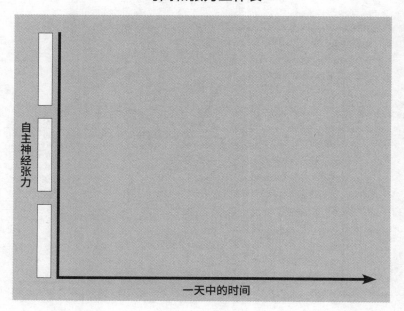

时间和张力工作表示例

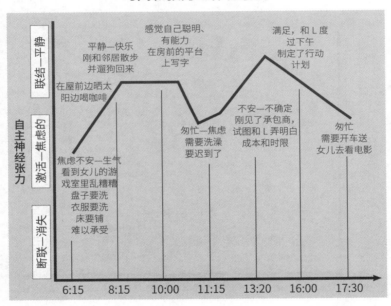

信号工作表

发生了什么？
简要描述体验，包括事件的细节和你的自主神经反应。

留意和命名**危险信号**。
环境中的危险信号是什么？身体里的呢？通过社会参与系统感受到的呢？

留意和命名**安全信号**。
环境中的安全信号是什么？身体里的呢？通过社会参与系统感受到的呢？

你如何**解决**危险信号？（环境，身体，社会参与系统）

你如何**引入**安全信号？（环境，身体，社会参与系统）

信号工作表示例

发生了什么？
简要描述体验，包括事件的细节和你的自主神经反应。

- 在和某个人分开很久之后第一次见面，互相跑向对方但没有为这种体验做好准备。
- 我感受到体内有轻微的分离———一种开始解离的感受。
- 我注意到胸部沉重，呼吸变浅，感觉很热。

留意和命名危险信号。
环境中的危险信号是什么？身体里的呢？通过社会参与系统感受到的呢？

- 回到一个有很多回忆的地方———我去的每一个地方都会有某些事情触发一段回忆。
- 没想到看见了这个人，我没有为此做好准备。
- 强烈的身体反应———在解离之前逃跑。
- 看着她的眼睛和听她的声音让我感到危险。
- 和她待在同一个房间让我觉得害怕。

留意和命名安全信号。
环境中的安全信号是什么？身体里的呢？通过社会参与系统感受到的呢？

- 听到大海的声音和看到大海总是能让我平静。这个地方被水环绕，周围都是水，我需要记住去注意它。
- 我现在有能力去追踪解离的开始并中断这个过程。
- 保持身体的移动让我处在当下。
- 我的呼吸阻止我崩溃。
- 我回想时，周围有其他人———有安全的面孔，他们看着我；有朋友的声音，他们在说话和大笑。

（接上页）

你如何**解决**危险信号？（环境，身体，社会参与系统）

- 远离最可能使我的保护反应被触发的地方。
- 待在能让我不断移动的空间中，总待在出口附近。
- 提前准备——尝试控制接触，进而预测并限制它。
- 追踪此刻自己的自主神经反应，就可以知道自己在阶梯上的什么位置，知道使用什么资源。
- 通过保持安全的物理距离实现断开联结但不解离。
- 注意我的呼吸。
- 练习自己可以做和可以说的事情，与一位我信任的朋友进行尝试。
- 确保我和让自己感到安全的人待在一起。

你如何**引入**安全信号？（环境，身体，社会参与系统）

- 保持与大海的景色、声音和味道的联结。我把它视为理所当然，因为周围都是海，记住积极地沉浸其中的感觉可以让我处在当下。当我与大海联结时，我感觉自己心怀感激、身心强壮。
- 拿一块带条纹的沙滩石当作我的护身符。
- 创建一个具体的"起飞"计划，写下来并放在钱包里。
- 保持与呼吸的联结。呼吸对我来说已经成为一种可预测的调节方式。信任我的自主神经系统，它会让我知道什么是安全的、什么时候需要移动，以及什么时候建立联结。
- 环视房间寻找友好的面孔——我知道这个群体中总是有善良的眼神。寻找闪光点并花时间品味它们。记住我的姐妹一直在陪伴着我——无论什么时候，只要我想就可以联系她们。

模式和节奏

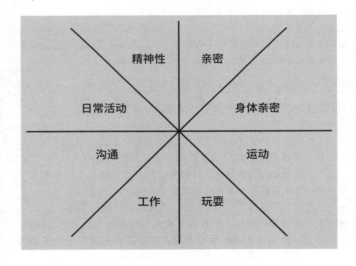

连续体工作表

识别连续体的两端。在方框中写出对它们的描述。然后逐步在两段之间的"中间地带"移动。使用连续体下面的空白处写下对每个新识别出来的位置的简单评论。

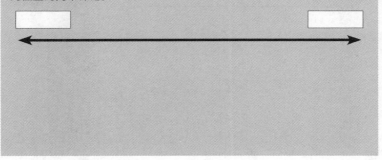

连续体工作表示例

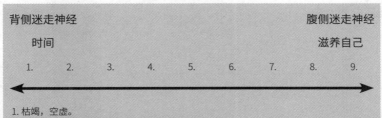

1. 枯竭，空虚。
2. 需要从一个混乱的时刻到下一个混乱的时刻。
3. 呼吸。"我现在在这里。"放松迷走神经刹车以让我身处当下。
4. 我在需要快速到达下一个时刻的时候回到混乱状态。交感神经系统启动！
5. 又一次感觉到枯竭。剩下太多任务没有完成。看起来让我不堪重负。回到背侧迷走神经状态。
6. 慢下来、呼吸。迷走神经刹车放松，所以我看到其他选择。感受到腹侧迷走神经能量。
7. 寻找安全信号。
8. 腹侧迷走神经能量帮助我识别和调节。问我自己："什么才是重要的？"
9. 感受到让我处于调节状态的光。腹侧迷走神经滋养。

玩耍模式工作表

	调谐玩耍	身体和动作玩耍	物体玩耍	社会或者互动玩耍	假装游戏或者想象的玩耍	讲述故事或者叙述玩耍	创造性或者幻想玩耍
现在							
过去							

在每一类中列出自己玩耍的方式，识别自己过去和现在的玩耍体验。

玩耍模式工作表示例

	调谐玩耍	身体和动作玩耍	物体玩耍	社会或者互动玩耍	假装游戏或者想象的玩耍	讲述故事或者叙述玩耍	创造性或者幻想玩耍
现在	很难找到亲近的朋友 害怕又一次被落在后面	瑜伽——倒立的姿势，因为我喜欢倒过来…… 这让我想起了潜水的快乐和自由	我童年时的毯子（它带给我很棒的记忆） 用在特别的地方和特别的人一起找到的三块石头做的项链 我从未取下它，如果没有它我会感到失落	成为"WOW"（Women On the Water）项目的一员	在事情变得太难时，我喜欢想象一个不同的结局 假装我是别人，看看会有什么感觉	通过讲述有趣的个人故事让人们感兴趣 我需要能在困难的时候和我一起笑的朋友	旅行到不寻常的地方 考虑远离这里生活和工作 我仍然使用幻想来逃避
过去	我有一个最好的朋友，直到五年级……她找到了新朋友	轮滑 游泳和潜水 我喜欢一整天都待在泳池里	我的玩偶"Fizzy" 教母给我做的毯子	远离家人在房子外面和邻居一起 去朋友的家里，并作为他们家的一员待一个下午	我想象中的朋友，"OH女士" 她安全可靠	我活在故事中 我讲述很多关于自己和家庭的有趣故事来让人们感兴趣，这样他们会更深入地了解我	我梦想成为有名的旅行家，周游世界 我的幻想总是包括远离家庭和房子

在每一类中列出自己玩耍的方式，识别自己过去和现在的玩耍体验。

个人玩耍档案

个人玩耍档案	
调谐玩耍	
身体和动作玩耍	
物体玩耍	
社会或者互动玩耍	
假装游戏或者想象的玩耍	
讲述故事或者叙述玩耍	
创造性或者幻想玩耍	

你的"玩耍规则"是什么？在每一类中识别什么危险信号会让玩耍停止，什么安全信号会支持玩耍体验，什么信念与每一类玩耍关联。

个人玩耍档案示例

	个人玩耍档案
调谐玩耍	危险信号：无法预料的人，困惑的信号，吵闹的空间，预期之外的不匹配 信念：我对这个人来说太过、太激烈了 安全信号：共享的幽默，聆听的人 信念：我喜欢玩耍，可以将其带到关系中
身体和动作玩耍	危险信号：失去与身体的协调，忽视我的极限，感到疼痛 信念：我没有条理 安全信号：感到能量流动，没有过度关注自我，与另一个人的动作同步 信念：我可以相信自己的身体活动的方式
物体玩耍	危险信号：担心失去我爱玩的东西 信念：我无法跟踪这些东西 安全信号：可以让我微笑、我能触碰的物品，能唤起特殊记忆的东西 信念：我不是需要特殊的东西才能获得欢乐。我喜欢拥有它们，但是没有也可以
社会或者互动玩耍	危险信号：感觉疲惫、被困住、无法放松，人很多，房间里发生太多事情 信念：我不知如何坚持下去，我忘记了如何寻找乐趣 安全信号：待在有趣的人周围，感觉傻气/有趣 信念：我将快乐带给与我在一起的人，我可以发起玩耍并邀请他们加入我
假装游戏或者想象的玩耍	危险信号：感觉疲惫、焦虑，无法放松，遇到思维简单、只看表面的人 信念：我不知如何坚持下去 安全信号：感觉有趣，遇到其他有趣的人 信念：一切皆有可能
讲述故事或者叙述玩耍	危险信号：我的故事是编造的，其他人沉默且表情严肃 信念：我在讲故事，尝试让别人做一些事情，或不要为我做的一些事情承担责任 安全信号：感觉开朗，有创造力，周围是一群自嘲的人 信念：我知道如何讲一个让他人微笑的好故事
创造性或者幻想玩耍	危险信号：将自己与他人比较，感觉无聊、乏味，周围是没有想象力的人 信念：我永远不能让梦实现，那么为什么要做梦呢？ 安全信号：做白日梦，梦到喜欢的人 信念：一切皆有可能

你的"玩耍规则"是什么？在每一类中识别什么危险信号会让玩耍停止，什么安全信号会支持玩耍体验，什么信念与每一类玩耍关联。

致 谢

开始写这本书后，我发现自己需要为了写作踏出日常生活范围，因此我和丈夫搬到法国圣玛丽迪蒙的一间古老的石屋生活了一个月。在那里，我找到了写作的节奏，与街对面的教堂里从 11 世纪起就标记着时间流逝的钟声和谐相处。在这些颂歌般钟声的重复中，我写下了一个个词语，写满了一页页纸，这本书的第一部分开始成形。这本书剩下的部分是在我位于缅因州肯纳邦克波特的家里完成的。那里近海且处于树林的边缘。当我苦于找不到一个恰当的词时，一直存在着的树木和海洋就会引导我回到规律的节奏中。

尽管写作是一种个人经验，在完成这本书的过程中我从未觉得孤单。在我对如何将多层迷走神经理论引入日常应用的理解不断变化时，我的家人、朋友以及同事都给予我耐心，聆听我的想法。他们对我的工作以及我将其分享出来的能力表现出坚定的信心，这也使得出版这本书成为可能。多年以前，琳达·格雷厄姆（Linda Graham）发现了我将自己的研究工作撰写成书的梦想，并给了我一个胸针，上面写着"未来的作家"。这枚胸针至今仍被我放在书桌上。在数月的写作过程中，琳达是一名值得信任的向导，她慷慨地分享着作为一名成功作家的智慧。在需要向人征求意见时，我会去找蒂娜·措格尔（Tina Zorger）。她是我数十年的训练伙伴，也是我在调节节奏训练（rhythm of regulation training）中的宝贵助手。她为我的成功庆祝，也提出重要问题，促使我看得更深。德布·格兰特（Deb Grant）和我共同创建了多层迷走神经实验室，给我提供了场所研究这些理论，也给了我一个起点创造调节节奏系列，这就是这本书的核心。我要特别感谢接受我前三项调节节奏训练的治疗师们。他们非常愿意成为我的测试对象，并且接受了探索他们自己的自主神经故事，以及试验一种新的临床实践的挑战。我也深深地感谢我的来访者们。如果他们没有鼓起勇气，和我一起深入未知领域、一起探索如何通过自主神经系统的视角看问题，这本书不可能存在。

读到斯蒂芬·波格斯的《多层迷走神经理论》（*The Polyvagal Theory*）这本书时，我的生活发生了改变，世界突然之间以一种新的方式产生了意义。而当我遇到斯蒂芬时，我的生活又一次发生了变化。他是一位很特别的人，一位聪明且善良的人，一位罕见且值得珍惜的人。斯蒂芬将我迎入他的世界，并通过将他的工作引入临床应用来支持我。这本书的每一章都贯穿着他的理念——从多层迷走神经的视角看待生活。

和往常一样,我想怀着深深的爱意感谢我的丈夫鲍勃。他相信我,并一路支持我。他在我完成阶段性写作时展示喜悦,在我停滞不前时始终如一地陪伴在我身边。这些使得我完成这本书成为可能。他提醒我这些词语就在那里,并让我确信我一定可以找到它们。

卡罗琳·平卡斯(Caroline Pincus)一直如同书籍"助产士"般鼓励着我,德博拉·马尔穆特(Deborah Malmud)是 W. W. 诺顿出版社一位极好的编辑,她同意我撰写这本书并一步步引导我。与她在出版社的团队一起工作令人感到愉悦,没有他们这本书也无法面世。

我在写作这本书的过程中收到了无数进入我生活的人给予的善意,对此我向他们每个人深深鞠躬并表示感谢。

参考文献

Algoe, S. B., & Haidt, J. (2009). Witnessing excellence in action: The "other-praising" emotions of elevation, gratitude, and admiration. *Journal of Positive Psychology*, *4*(2), 105-127. doi:10.1080/17439760802650519.

Al horr, Y., Arif, M., Katafygiotou, M., Mazroei, A., Kaushik, A., & Elsarrag, E. (2016). Impact of indoor environmental quality on occupant well-being and comfort: A review of the literature. *International Journal of Sustainable Built Environment*, *5*(1), 1-11. https://doi.org/10.1016/j.ijsbe.2016.03.006.

Anthwal, N., Joshi, L., & Tucker, A. (2013). Evolution of the mammalian middle ear and jaw: Adaptations and novel structures. *Journal of Anatomy*, *222*(1), 147-160. doi:10.1111/j.1469-7580.2012.01526.x.

Apicella, F., Chericoni, N., Costanzo, V., Baldini, S., Billeci, L., Cohen, D., & Muratori, F. (2013). Reciprocity in interaction: A window on the first year of life in autism. *Autism Research and Treatment*, *2013*, 705895. doi:10.1155/2013/705895.

Beetz, A., Uvnäs-Moberg, K., Julius, H., & Kotrschal, K. (2012). Psychosocial and psychophysiological effects of human-animal interactions: The possible role of oxytocin. *Frontiers in Psychology*, *3*, 234. http://doi.org/10.3389/fpsyg.2012.00234

Belyk, M., & Brown, S. (2016). Pitch underlies activation of the vocal system during affective vocalization. *Social Cognitive and Affective Neuroscience*, *11*(7), 1078-1088. doi:10.1093/scan/nsv074.

Berger, J. (2016, July 7). The goldilocks theory of product success. *Harvard Business Review*. Retrieved from https://hbr.org/2016/07/the-goldilocks-theory-of-product-success.

Bezemer, J., & Kress, G. (2014). Touch: A resource for meaning making. *Australian Journal of Language and Literacy, 37*(2), 77-85.

Blaut, J., Stea, D., Spencer, C., & Blades, M. (2003). Mapping as a cultural and cognitive universal. *Annals of the Association of American Geographers, 93*(1), 165-185.

Bloch-Atefi, A., & Smith, J. (2014). *The Effectiveness of Body-Oriented Psychotherapy: A Review of the Literature*. Melbourne, Australia: PACFA.

Bolwerk, A., Mack-Andrick, J., Lang, F. R., Dörfler, A., & Maihöfner, C. (2014). How art changes your brain: Differential effects of visual art production and cognitive art evaluation on functional brain connectivity. *PLOS ONE, 9*(7), e101035. doi:10.1371/journal.pone.0101035.

Brown, R. P., & Gerbarg, P. L. (2005). Sudarshan kriya yogic breathing in the treatment of stress, anxiety, and depression: Part I—neurophysiologic model. *Journal of Alternative and Complementary Medicine, 11*(1), 189-201. doi:10.1089/acm.2005.11.189.

Brown, S., & Vaughn, C. (2009). *Play: How it Shapes the Brain, Opens the Imagination, and Invigorates the Soul*. New York, NY: Penguin Books.

Brown, D. K., Barton, J. L., & Gladwell, V. F. (2013). Viewing nature scenes positively affects recovery of autonomic function following acute-mental stress. *Environmental Science & Technology, 47*(11). doi:10.1021/es305019p.

Bryant, F. B., Chadwick, E. D., & Kluwe, K. (2011). Understanding the processes that regulate positive emotional experience: Unsolved problems and future directions for theory and research on savoring. *International Journal of Wellbeing, 1*(1), 107-126. doi:10.5502/ijw.v1i1.18.

Cacioppo, J. (2011, January 25). Psychologist John Cacioppo explains why loneliness is bad for your health. Retrieved from http://www.igsb.org/news/psychologist-john-cacioppo-explains-why-loneliness-is-bad-for-your-health.

Cacioppo, J. T., & Cacioppo, S. (2014). Social relationships and health: The toxic effects of perceived social isolation. *Social and Personality Psychology Compass, 8*(2), 58-72. http://doi.org/10.1111/spc3.12087.

Carlson, K., & Shu, S. (2007). The rule of three: How the third event signals the emergence of a streak. *Organizational Behavior and Human Decision Processes, 104*(1), 113-121. https://doi.org/10.1016/j.obhdp.2007.03.004 doi:10.1111/eci.12256.

Chanda, M. L., & Levitin, D. J. (2013). The neurochemistry of music. *Trends in*

Cognitive Sciences, 17(4), 179-193. doi:10.1016/j.tics.2013.02.007.

Charité-Universitätsmedizin Berlin. (2011, May 16). How a person remembers a touch. *ScienceDaily.* Retrieved from http://www.science-daily.com/releases/2011/05/110510101048.htm.

Chelnokova, O., Laeng, B., Løseth, G., Eikemo, M., Willoch, F., & Leknes, S. (2016). The µ-opioid system promotes visual attention to faces and eyes. *Social Cognitive and Affective Neuroscience, 11*(12), 1902-1909. http://doi.org/10.1093/scan/nsw116.

Chinagudi, S., Badami, S., Herur, A., Patil, S., Shashikala, G. V., & Annkad, R. (2014). Immediate effect of short duration of slow deep breathing on heart rate variability in healthy adults. *National Journal of Physiology, Pharmacy, & Pharmacology, 4*(3), 233-235. doi:10.5455/njppp.2014.4.060520141.

Copland, A. (1998). *What to Listen for in Music.* New York, NY: McGraw-Hill.

Craig, A. D. (2009a). How do you feel—now? The anterior insula and human awareness. *Nature Reviews Neuroscience,* 10, 59-70. doi:10.1038/nrn2555.

Craig, A. D. (2009b). Emotional moments across time: A possible neural basis for time perception in the anterior insula. *Philosophical Transactions of the Royal Society B: Biological Sciences, 364*(1525), 1933-1942. http://doi.org/10.1098/rstb.2009.0008.

Damasio, A. (2005). *Descartes' Error: Emotion, Reason, and the Human Brain.* New York, NY: Penguin Books.

Delong, T. J. (2011). The comparing trap. *Harvard Business Review.* Retrieved from https://hbr.org/2011/06/the-comparing-trap.html.

Denworth, L. (2015, July 1). The secret social power of touch. *Scientific American Mind.* Retrieved from https://www.scientificamerican.com/article/touch-s-social-significance-could-be-explained-by-unique-nerve-fibers/.

Devereaux, C. (2017). An interview with Dr. Stephen W. Porges. *American Journal of Dance Therapy, 39*(27). doi:10.1007/s10465-017-9252-6.

Diego, M., & Field, T. (2009). Moderate pressure massage elicits a parasympathetic nervous system response. *International Journal of Neuroscience, 119*(5), 630-638. doi:10.1080/00207450802329605.

Doidge, N. (2015). *The Brain's Way of Healing.* New York, NY: Penguin Books.

Dolcos, S., Sung, K., Argo, J. J., Flor-Henry, S., & Dolcos, F. (2012). The power of a handshake: Neural correlates of evaluative judgments in observed social interactions. *Journal of Cognitive Neuroscience, 24*(12), 2292-2305. doi:10.1162/jocn_a_00295.

Domes, G., Steiner, A., Porges, S. W., & Heinrichs, M. (2012). Oxytocin differentially modulates eye gaze to naturalistic social signals of happiness and anger. *Psychoneuroendocrinology, 38*(7). doi:10.1016/j.psyneuen.2012.10.002.

Dutton, D. (2010, February). A Darwinian theory of beauty［Video file］. Retrieved from https://www.ted.com/talks/denis_dutton_a_darwinian_theory_of_ beauty?language=en.

Eisenberger, N. I. (2012). The neural bases of social pain: Evidence for shared representations with physical pain. *Psychosomatic Medicine, 74*(2), 126-135. http://doi.org/10.1097/PSY.0b013e3182464dd1.

Eisenberger, N. I., Lieberman, M. D., & Williams, K. D. (2003). Does rejection hurt? An fMRI study of social exclusion. *Science, 302*(5643), 290-292. doi:10.1126/ science.1089134.

Ewert, A., Klaunig, J., Wang, Z., & Chang, Y. (2016). Reducing levels of stress through natural environments: Take a park; not a pill. *International Journal of Health, Wellness, and Society,* 6(1). doi:10.18848/2156-8960/CGP/v06i01/35-43.

Feldman, R., Singer, M., & Zagoory, O. (2010). Touch attenuates infants' physiological reactivity to stress. *Developmental Science, 13*(2), 271-278. doi:10.1111/j.1467-7687.2009.00890.x.

Festinger, L. (1954). A theory of social comparison processes. *Human Relations, 7,* 117-140.

Field, T. (2014). *Touch.* Cambridge, MA: MIT Press.

Filippi, P. (2016). Emotional and interactional prosody across animal communication systems: A comparative approach to the emergence of language. *Frontiers in Psychology,* 7, 1393. http://doi.org/10.3389/fpsyg.2016.01393.

Fiske, S. T. (2010). Envy up, scorn down: How comparison divides us. *American Psychologist, 65*(8), 10.1037/0003-066X.65.8.698. http://doi.org/10.1037/0003-066X.65.8.698.

Fiske, S. T., Cuddy, A. J. C., & Glick, P. (2007). Universal dimensions of social cognition: Warmth and competence. *Trends in Cognitive Sciences, 11*(2), 77-83. https://doi.org/10.1016/j.tics.2006.11.005.

Fosha, D. (2001). The dyadic regulation of affect. *Journal of Clinical Psychology/In Session, 57*(2), 227-42. doi:10.1002/1097-4679(200102)57:23.0.CO;2-1.

Fuchs, T., & Koch, S. C. (2014). Embodied affectivity: On moving and being moved. *Frontiers in Psychology,* 5, 508. http://doi.org/10.3389/fpsyg.2014.00508.

Gallace, A., & Spence, C. (2010). The science of interpersonal touch: An overview.

Neuroscience & Biobehavioral Reviews, 34(2), 246-259. https://doi.org/10.1016/j.neubiorev.2008.10.004.

Garland, E., Gaylord, S., & Park, J. (2009). The role of mindfulness in positive reappraisal. *Explore (New York, N. Y.), 5*(1), 37-44. http://doi.org/10.1016/j.explore.2008.10.001.

Geller, S. M., & Porges, S. W. (2014). Therapeutic presence: Neurophysiological mechanisms mediating feeling safe in therapeutic relationships. *Journal of Psychotherapy Integration, 24*(3), 178-192. http://dx.doi.org/10.1037/a0037511.

Gerbarg, P. L., & Brown, R. P. (2016, November 30). Neurobiology and neurophysiology of breath practices in psychiatric care. *Psychiatric Times*. Retrieved from http://www.psychiatrictimes.com/special-reports/neurobiology-and-neurophysiology-breath-practices-psychiatric-care.

Golembiewski, J. (2017). Architecture, the urban environment and severe psychosis: Aetiology. *Journal of Urban Design and Mental Health*, 2(1). Retrieved from http://www.urbandesignmentalhealth.com/journal2-psychosis.html.

Graham, L. T., Gosling, S. D., & Travis, C. K. (2015). The psychology of home environments: A call for research on residential space. *Perspectives on Psychological Science, 10*(3), 346-356. doi:10.1177/1745691615576761.

Grinde, B., & Patil, G. G. (2009). Biophilia: Does visual contact with nature impact on health and well-being? *International Journal of Environmental Research and Public Health, 2009*(6), 2332-2343. doi:10.3390/ijerph6092332.

Haidt, J. (2000). The positive emotion of elevation. *Prevention and Treatment, 3*(3). doi:10.1037/1522-3736.3.1.33c.

Hall, S. E., Schubert, E., & Wilson, S. J. (2016). The role of trait and state absorption in the enjoyment of music. *PLOS ONE, 11*(11), e0164029. http://doi.org/10.1371/journal.pone.0164029.

Hanson, Rick. (2009). *Buddha's Brain: The Practical Neuroscience of Happiness, Love, and Wisdom*. Oakland, CA: New Harbinger.

Hawkley, L., & Cacioppo, J. (2010). Loneliness matters: A theoretical and empirical review of consequences and mechanisms. *Annals of Behavioral Medicine, 40*(2), 218-227. doi:10.1007/s12160-010-9210-8.

Hyde, M. (2013, July 5). The revolution is over: The rude phone users have won. *Guardian*. Retrieved from https://www.theguardian.com/commentisfree/2013/jul/05/revolutioin-rude-mobile-phone-users-won.

Inagaki, T. K., & Eisenberger, N. I. (2013). Shared neural mechanisms underlying social warmth and physical warmth. *Psychological Science, 24*(11), 2272-2280. doi:10.1177/0956797613492773.

Ijzerman, H., Gallucci, M., Pouw, W. T., Weißgerber, S. C., van Doesum, N. J., & Williams, K. D. (2012). Cold-blooded loneliness: Social exclusion leads to lower skin temperatures. *Acta Psychologica, 140*(3), 283-238. doi:10.1016/j.actpsy.2012.05.002.

Jamieson, J., Mendes, W., & Nock, M. (2012). Improving acute stress responses: The power of reappraisal. *Current Directions in Psychological Science, 22*(1), 51-56. doi:10.1177/0963721412461500.

Jerath, R., Crawford, M. W., Barnes, V. A., & Harden, K. (2015). Self-regulation of breathing as a primary treatment for anxiety. *Applied Psychophysiology and Biofeedback, 40*(2), 107-115. doi:10.1007/s10484-015-9279-8.

Jordan, A. H., Monin, B., Dweck, C. S., Lovett, B. J., John, O. P., & Gross, J. J. (2011). Misery has more company than people think: Underestimating the prevalence of others' negative emotions. *Personality & Social Psychology Bulletin, 37*(1), 120-135. http://doi.org/10.1177/0146167210390822.

Jose, P. E., Lim, B. T., & Bryant, F. B. (2012). Does savoring increase happiness? A daily diary study. *Journal of Positive Psychology, 7*(3), 176-187. http://dx.doi.org/10.1080/17439760.2012.671345.

Kahn, P. H., Severson, R. L., & Ruckert, J. H. (2009). The human relation with nature and technological nature. *Current Directions in Psychological Science, 18*(1). doi:10.1111/j.1467-8721.2009.01602.x.

Kalyani, B. G., Venkatasubramanian, G., Arasappa, R., Rao, N. P., Kalmady, S. V., Behere, R. V., ... Gangadhar, B. N. (2011). Neurohemodynamic correlates of "OM" chanting: A pilot functional magnetic resonance imaging study. *International Journal of Yoga, 4*(1), 3-6. http://doi.org/10.4103/0973-6131.78171.

Kashdan, T. B., Sherman, R. A., Yarbro, J., & Funder, D. C. (2013). How are curious people viewed and how do they behave in social situations? From the perspectives of self, friends, parents, and unacquainted observers. *Journal of Personality, 81*(2), 142-154. http://doi.org/10.1111/j.1467-6494.2012.00796.x.

Keltner, D. (2012, July 31). The compassionate species. Retrieved from http://greatergood.berkeley.edu/article/item/the_compassionate_species.

Keltner, D. (2016, May 10). Why do we feel awe? Retrieved from http://greatergood.berkeley.edu/article/item/why_do_we_feel_awe.

Keltner, D., & Haidt, J. (2003). Approaching awe, a moral, spiritual, and aesthetic emotion. *Cognition and Emotion, 17*(2), 297-314. doi:10.1080/02699930302297.

Kidd, C., Piantadosi, S. T., & Aslin, R. N. (2012). The Goldilocks effect: Human infants allocate attention to visual sequences that are neither too simple nor too complex. *PLOS ONE, 7*(5), e36399. http://doi.org/10.1371/journal.pone.0036399.

Kidd, C., Piantadosi, S. T., & Aslin, R. N. (2014). The Goldilocks effect in infant auditory attention. *Child Development, 85*(5), 1795-1804. http://doi.org/10.1111/cdev.12263.

Klarer, M., Arnold, M., Günther, L., Winter, C., Langhans, W., & Meyer, U. (2014). Gut vagal afferents differentially modulate innate anxiety and learned fear. *Journal of Neuroscience, 34*(21), 7067-7076. doi:10.1523/JNEUROSCI.0252-14.2014.

Kogan, A., Oveis, C., Carr, E. W., Gruber, J., Mauss, I. B., Shallcross, A., ... Keltner, D. (2014). Vagal activity is quadratically related to prosocial traits, prosocial emotions, and observer perceptions of prosociality. *Journal of Personality and Social Psychology, 107*(6), 1051-1106. doi:10.1037/a0037509.

Kok, B. E., & Fredrickson, B. L. (2010). Upward spirals of the heart: Autonomic flexibility, as indexed by vagal tone, reciprocally and prospectively predicts positive emotions and social connectedness. *Biological Psychology, 85*(3), 432-436. doi:10.1016/j.biopsycho.2010.09.005.

Kok, B. E., Coffey, K. A., Cohn, M. A., Catalino, L. I., Vacharkulksemsuk, T., Algoe, S. B., ... Fredrickson, B. L. (2013). How positive emotions build physical health: Perceived positive social connections account for the upward spiral between positive emotions and vagal tone. *Psychological Science, 24*(7), 1123-1132. doi:10.1177/0956797612470827.

Krcmarova, J. (2009). E. O. Wilson's concept of biophilia and the environmental movement in the USA. *Klaudyan: Internet Journal of Historical Geography and Environmental History.* Retriev ed from http://www.klaudyan.cz/dwnl/200901/01_Krcmarova_pdf.pdf.

Levine, P. (2010). *In an Unspoken Voice: How the Body Releases Trauma and Restores Goodness.* Berkeley, CA: North Atlantic Books.

Levitin, D. (2016, February 16). Our brains are programmed for music—but is solitary listening keeping us from some of its benefits? *Billboard.* Retrieved from http://www.billboard.com/articles/news/6867464/neuroscientist-daniel-levitin-sonos-listening-study-qa.

Li, P., Janczewski, W. A., Yackle, K., Kam, K., Pagliardini, S., Krasnow, M. A., & Feldman, J. L. (2016). The peptidergic control circuit for sighing. *Nature,*

530(7590), 293-297. doi:10.1038/nature16964.

Mason, H., Vandoni, M., deBarbieri, G., Codrons, E., Ugargol, V., & Bernardi, L. (2013). Cardiovascular and respiratory effect of yogic slow breathing in the yoga beginner: What is the best approach? *Evidence-Based Complementary and Alternative Medicine, 2013*, 743504. http://dx.doi.org/10.1155/2013/743504.

Master, A., Markman, E. M., & Dweck, C. S. (2012). Thinking in categories or along a continuum: Consequences for children's social judgments. *Child Development, 83*(4), 1145-1163. doi:10.1111/j.1467-8624. 2012.01774.x.

McGarry, L. M. & Russo, F. A. (2011). Mirroring in dance/movement therapy: Potential mechanisms behind empathy enhancement. *Arts in Psychotherapy, 38*(3), 178-184. https://doi.org/10.1016/j.aip.2011.04.005 .

McRae, A. (2009). The continuing evolution of touch in psychotherapy. *USA Body Therapy Journal, 8*(2), 40-46.

Mehling, W. E., Wrubel, J., Daubenmier, J. J., Price, C. J., Kerr, C. E., Silow, T., ... Stewart, A. L. (2011). Body awareness: A phenomenological inquiry into the common ground of mind body therapies. *Philosophy, Ethics, and Humanities in Medicine: PEHM, 6*, 6. http://doi. org/10.1186/1747-5341-6-6.

Mehta, N. (2011). Mind-body dualism: A critique from a health perspective. *Mens Sana Monographs, 9*(1), 202-209. http://doi.org/10.4103/0973-1229.77436.

Milteer, R. M., & Ginsberg, K. R. (2012). The importance of play in promoting healthy child development and maintaining strong parent-child bonds: Focus on children in poverty. *Pediatrics, 129*(1). doi:10.1542/peds.2011-2953.

Nichols, W. J., & Cousteau, C. (2014). *Blue Mind: The Surprising Science That Shows How Being Near, In, On, or Under Water Can Make You Happier, Healthier, More Connected, and Better at What You Do*. New York, NY: Little, Brown.

Nisbet, E., Zelenski, J., & Murphy, S. (2011). Happiness is in our nature: Exploring nature relatedness as a contributor to subjective well-being. *Journal of Happiness Studies*, 12(2):303-322. doi:10.1007/s10902-010-9197-7.

Norris, C. J., Larsen, J. T., Crawford, L. E., & Cacioppo, J. T. (2011). Better (or worse) for some than others: Individual differences in the positivity offset and negativity bias. *Journal of Research in Personality, 45*(1), 100-111. https://doi.org/10.1016/ j.jrp.2010.12.001.

Ogden, P. & Fisher, J. (2015). *Sensorimotor Psychotherapy: Interventions for Trauma and Attachment*. New York, NY: Norton.

Owen, N., Sparling, P. B., Healy, G. N., Dunstan, D. W., & Matthews, C. E. (2010).

Sedentary behavior: Emerging evidence for a new health risk. *Mayo Clinic Proceedings, 85*(12), 1138-1141. http://doi.org/10.4065/mcp.2010.0444.

Panksepp, J., & Biven, L. (2012). *The Archaeology of Mind: Neuroevolutionary Origins of Human Emotions.* New York, NY: Norton.

Papathanassoglou, E. D., & Mpouzika, M. D. (2012). Interpersonal touch: Physiological effects in critical care. *Biological Research for Nursing, 14*(4), 4310443. doi:10.1177/1099800412451312.

Park, G., & Thayer, J. (2014). From the heart to the mind: Cardiac vagal tone modulates top-down and bottom-up visual perception and attention to emotional stimuli. *Frontiers in Psychology, 5*, 278. https:// doi.org/10.3389/fpsyg.2014.00278.

Payne, P., Levine, P. A., & Crane-Godreau, M. A. (2015). Somatic experiencing: Using interoception and proprioception as core elements of trauma therapy. *Frontiers in Psychology, 6*, 93. http://doi.org/10.3389/fpsyg.2015.00093.

Piff, P. K., Dietze, P., Feinberg, M., Stancato, D. M., & Keltner, D. (2015). Awe, the small self, and prosocial behavior. *Journal of Personality and Social Psychology, 108*(6), 883-899. doi:10.1037/pspi0000018.

Piper, W. T., Saslow, L. R., & Saturn, S. R. (2015). Autonomic and prefrontal events during moral elevation. *Biological Psychology, 108*, 51-55. https://doi.org/10.1016/j.biopsycho.2015.03.004.

Porges, S. W. (n. d.). The polyvagal theory for treating trauma〔Webinar〕. Retrieved from http://stephenporges.com/images/stephen%20porges%20interview%20nicabm.pdf.

Porges, S. W. (1997). Emotion: An evolutionary by-product of the neural regulation of the autonomic nervous system. *Annals of the New York Academy of Sciences, 807*, 62-77. doi:10.1111/j.1749-6632.1997.tb51913.x.

Porges, S. W. (2003). The polyvagal theory: Phylogenetic contributions to social behavior. *Physiology & Behavior, 79*, 503-513.

Porges, S. W. (2004, May). Neuroception: A subconscious system for detecting threats and safety. *Washington, DC: Zero to Three.*

Porges, S. W. (2006). How your nervous system sabotages your ability to relate (Ravi Dykema, Interviewer)〔Transcript〕. Retrieved from http://acusticusneurinom.dk/wp-content/uploads/2015/10/polyvagal_interview_porges.pdf.

Porges, S. W. (2009a). The polyvagal theory: New insights into adaptive reactions of the autonomic nervous system. *Cleveland Clinic Journal of Medicine, 76*(Suppl 2), S86-S90. http://doi.org/10.3949/ccjm.76.s2.17.

Porges, S. W. (2009b). Reciprocal influences between body and brain in the perception and expression of affect: A polyvagal perspective. In D. Fosha, D. J. Siegel, & M. F. Solomon (Eds.), *The Healing Power of Emotion: Affective Neuroscience, Development & Clinical Practice*. (pp. 27-54) New York, NY: Norton.

Porges, S. W. (2010). Music therapy and trauma: Insights from the polyvagal theory. In K. Stewart (Ed.), *Music Therapy and Trauma: Bridging Theory and Clinical Practice*. (pp. 3-15) New York, NY: Satchnote Press.

Porges, S. W. (2011a). *The Polyvagal Theory: Neurophysiological Foundations of Emotions, Attachment, Communication, and Self-Regulation*. New York, NY: Norton.

Porges, S. W. (2011b, November). Somatic perspectives on psychotherapy (S. Prengel, Interviewer)［Transcript］. Retrieved from http://stephenporges.com/images/somatic%20perspectives%20interview.pdf.

Porges, S. W. (2012). Polyvagal theory: Why this changes everything［Webinar］. In NICABM Trauma Therapy Series. retrieved from: http://www.docucu-archive.com/view/f955e7b912128531339b01a319b1d936/Polyvagal-Theory%3A-Why-This-Changes-Everything.pdf.

Porges, S. W. (2013). Beyond the brain: How the vagal system holds the secret to treating trauma［Webinar］. Retrieved from http://stephen-porges.com/images/nicabm2.pdf.

Porges, S. W. (2015a). Making the world safe for our children: Down-regulating defence and up-regulating social engagement to "optimise" the human experience. *Children Australia*, *40*(2), 114-123. doi:10.1017/cha.2015.12.

Porges, S. W. (2015b). Play as a neural exercise: Insights from the polyvagal theory. In D. Pearce-McCall (Ed.), *The Power of Play for Mind Brain Health* (pp. 3-7). Retrieved from http://mindgains.org/.

Porges, S. W. (2016, September). Mindfulness and co-regulation［Podcast］. Retrieved from http://activepause.com/porges-mindfulness-regulation/.

Porges, S. W. (2017a). *The Pocket Guide to the Polyvagal Theory: The Transformative Power of Feeling Safe*. New York, NY: Norton.

Porges, S. W. (2017b). Vagal pathways: Portals to compassion. In E. M. Seppala, E. Simon-Thomas, S. L. Brown, M. C. Worline, C. D. Cameron, & J. R. Doty (Eds.), *Oxford Handbook of Compassion Science*. (pp. 189-202). New York, NY: Oxford University Press.

Porges S. W., & Carter C. S. (2011). Neurobiology and evolution: Mechanisms, mediators, and adaptive consequences of caregiving. In S. L. Brown, R. M. Brown, and L. A. Penner (Eds.) *Self Interest and Beyond: Toward a New Understanding of Human Caregiving* (pp. 53-71). New York: Oxford University Press.

Porges, S. W., & Carter, C. S. (2017). Polyvagal theory and the social engagement system: Neurophysiological bridge between connectedness and health. In P. L. Gerbarg, P. R. Muskin, & R. P. Brown (Eds.), *Complementary and Integrative Treatments in Psychiatric Practice.* (pp. 221-240). Arlington, VA: American Psychiatric Association Publishing.

Porges, S. W., & Furman, S. A. (2011). The early development of the autonomic nervous system provides a neural platform for social behaviour: A polyvagal perspective. *Infant and Child Development, 20*(1), 106-118. doi:10.1002/icd.688

Rim, S. Y., Hansen, J., & Trope, Y. (2013). What happens why? Psychological distance and focusing on causes versus consequences of events. *Journal of Personality and Social Psychology, 104*(3), 457-472. doi:10.1037/a0031024.

Rudd, M., Vohs, K. D., & Aaker, J. (2012). Awe expands people's perception of time, alters decision making, and enhances well-being. *Psychological Science, 23*(10), 1130-1136. doi:10.1177/0956797612438731.

Safran, J. D., Muran, J. C., Samstag, L. W., & Stevens, C. (2001). Repairing alliance ruptures. *Psychotherapy*, 38(4), 406-412. doi:10.1037/a0022140.

Satpute, A. J., Nook, E. C., Narayanan, S., Shu, J., Weber, J., & Ochsner, K. (2016). Emotions in "black and white" or shades of gray? How we think about emotion shapes our perception and neural representation of emotion. *Psychological Science, 27*(11), 1428-1442 doi:10.1177/0956797616661555.

Scott, M., Yeung, H. H., Gick, B., & Werker, J. F. (2013). Inner speech captures the perception of external speech. *Journal of the Acoustical Society of America, 133*(4), EL286-292. doi:10.1121/1.4794932.

Schäfer, T., Sedlmeier, P., Städtler, C., & Huron, D. (2013). The psychological functions of music listening. *Frontiers in Psychology*, 4, 511. http://doi.org/10.3389/fpsyg.2013.00511.

Schröder, M. (2003). Experimental study of affect bursts. *Speech Communication, 40*(1-2), 99-116. https://doi.org/10.1016/S0167-6393(02)00078-X.

Schwarz, R. (2018). Energy psychology, polyvagal theory, and the treatment of trauma. In S. W. Porges & D. Dana (Eds.), *Clinical Applications of the Polyvagal Theory: The Emergence of Polyvagal-Informed Therapies.* New York, NY: Norton.

Seppala, E., Rossomando, T., & Doty, J. (2013). Social connection and compassion:

Important predictors of health and well-being. *Social Research, 80*(2), 411-430. doi:10.1353/sor.2013.0027.

Shaltout, H. A., Tooze, J. A., Rosenberger, E., & Kemper, K. J. (2012). Time, touch, and compassion: Effects on autonomic nervous system and well-being. *Explore, 8*(3), 177-184. doi:10.1016/j.explore.2012.02.001.

Shiota, M. N., Keltner, D., & Mossman, A. (2009). The nature of awe: Elicitors, appraisals, and effects on self-concept. *Cognition and Emotion, 21*(5). doi:10.1080/02699930600923668.

Siegel, D. (2010). *Mindsight: The New Science of Personal Transformation.* New York, NY: Bantam Books.

Simon-Thomas, E. R., Keltner, D. J., Sauter, D., Sinicropi-Yao, L., & Abramson, A. (2009). The voice conveys specific emotions: Evidence from vocal bursts. *Emotion, 9*(6), 838-846. doi:10.1037/a0017810.

Slavich, G. M., & Cole, S. W. (2013). The emerging field of human social genomics. *Clinical Psychological Science, 1*(3), 331-348.

Speer, M. E., Bhanji, J. P., & Delgado, M. R. (2014). Savoring the past: Positive memories evoke value representations in the striatum. *Neuron, 84*(4), 847-856. doi:http://dx.doi.org/10.1016/j.neuron.2014.09.028.

Stellar, J. E., Cohen, A., Oveis, C., & Keltner, D. (2015). Affective and physiological responses to the suffering of others: Compassion and vagal activity. *Journal of Personality and Social Psychology, 108*(4). doi:10.1037/pspi0000010.

Stillman, T. F., Baumeister, R. F., Lambert, N. M., Crescioni, A. W., DeWall, C. N., & Fincham, F. D. (2009). Alone and without purpose: Life loses meaning following social exclusion. *Journal of Experimental Social Psychology, 45*(4), 686-694. http://doi.org/10.1016/j.jesp.2009.03.007.

Sumner, T. (2016, April 30). Thinking outside the Goldilocks zone. *Science News.* retrieved from: https://www.sciencenews.org/article/how-alien-can-planet-be-and-still-support-life. doi:10.1017/S0954579416000456.

Thomas, J., & McDonagh, D. (2013). Shared language: Towards more effective communication. *Australian Medical Journal, 6*(1), 46-54. http//dx.doi.org/10.4066/AMJ.2013.1596.

Tronick, E. Z. (1989). Emotions and emotional communication in infants. *American Psychologist, 44*(2), 112-119.

Tronick, E., & Reck, C. (2009). Infants of depressed mothers. *Harvard Review of Psychiatry, 17*(2), 147-156. doi:10.1080/10673220902899714.

Turkle, S. (2015). *Reclaiming Conversation: The Power of Talk in a Digital Age.* New York, NY: Penguin Press.

van der Kolk, B. (2014). *The Body Keeps the Score: Brain, Mind, and Body in the Healing of Trauma.* New York, NY: Penguin Books.

Vickhoff, B., Malmgren, H., Åström, R., Nyberg, G., Ekström, S.R., Engwall, M., ... Jörnsten, R. (2013). Music structure determines heart rate variability of singers. *Frontiers in Psychology, 4,* 334. http://doi.org/10.3389/fpsyg.2013.00334.

Vlemincx, E., van Diest, I., & van der Bergh, O. (2012). A sigh following sustained attention and mental stress: Effects on respiratory variability. *Physiology and Behavior, 107*(1), 1-6. https://doi.org/10.1016/j.physbeh.2012.05.013.

Vlemincx, E., Taelman, J., van Diest, I., & van der Bergh, O. (2010). Take a deep breath: The relief effect of spontaneous and instructed sighs. *Physiology and Behavior, 101*(1), 67-73. https://doi.org/10.1016/j.physbeh.2010.04.015.

Watson, N., Wells, T., & Cox, C. (1998). Rocking chair therapy for dementia patients: Its effect in psychosocial well-being and balance. *American Journal of Alzheimer's Disease,* 13, 296-308.

White, M., Smith, A., Humphryes, K., Pahl, S., Snelling, D., & Depledge, M. (2010). Blue space: The importance of water for preference, affect, and restorativeness ratings of natural and built scenes. *Journal of Environmental Psychology, 30*(4), 482-493. https://doi.org/10.1016/j.jenvp.2010.04.004.

Williams, L. E., & Bargh, J. A. (2008). Experiencing physical warmth promotes interpersonal warmth. *Science, 322*(5901), 606-607. http://doi.org/10.1126/science.1162548.

Williamson, J. B., Porges, E. C., Lamb, D. G., & Porges, S. W. (2015). Maladaptive autonomic regulation in PTSD accelerates physiological aging. *Frontiers in Psychology, 5,* 1571. http://doi.org/10.3389/fpsyg.2014.01571.

Yerkes R. M., Dodson J. D. (1908). The relation of strength of stimulus to rapidity of habit-formation. *Journal of Comparative Neurology and Psychology.* 18: 459-482. doi:10.1002/cne.920180503.

Yoto, A., Katsuura, T., Iwanaga, K., & Shimomura, Y. (2007). Effects of object color stimuli on human brain activities in perception and attention referred to EEG alpha band response. *Journal of Physiological Anthropology, 26*(3), 373-379. doi:10.2114/jpa2.26.373.